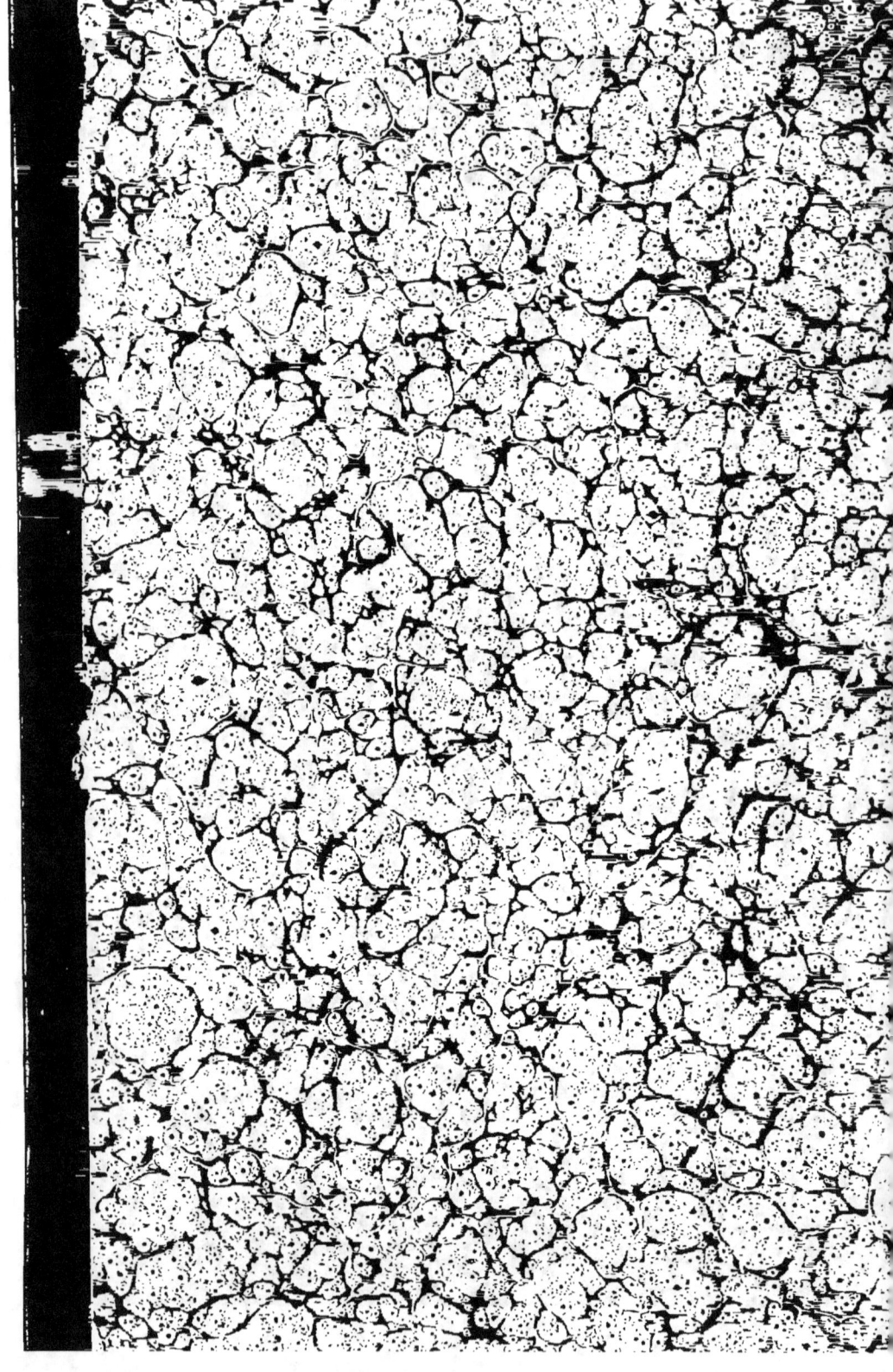

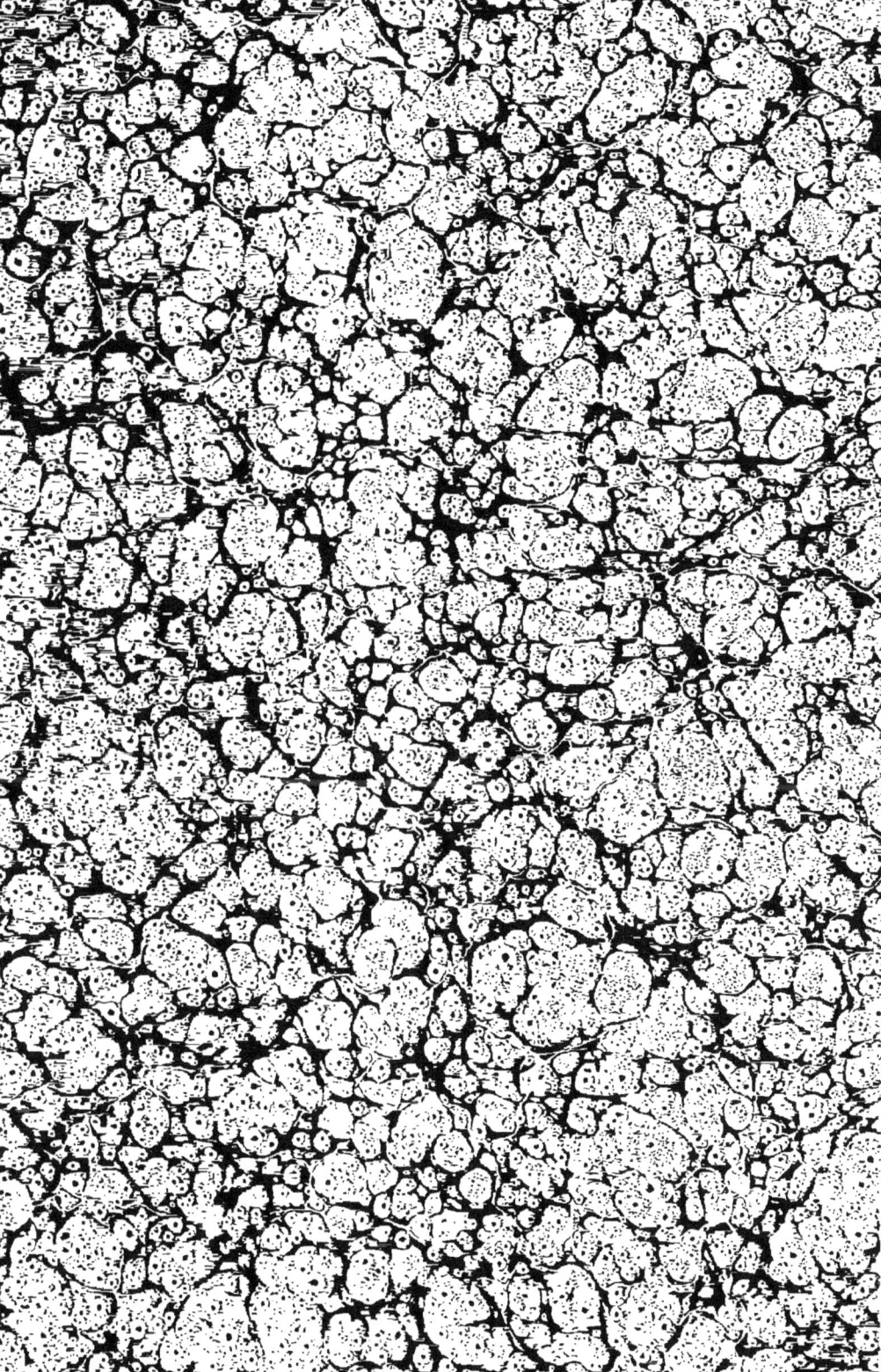

Tc^{11}_{265}

LA FAMILLE SOPHON.

Versailles. — Imp. de BEAU jeune, rue Satory, 28.

LA

FAMILLE SOPHON

OU

L'HYGIÈNE

MISE EN PRATIQUE,

Par Isidore LAMY,

Médecin à Maintenon (Eure-et-Loir).

PARIS

LABÉ, LIBRAIRE DE LA FACULTÉ DE MÉDECINE,

Place de l'École-de-Médecine, 25 (ancien 4).

CHARTRES

GARNIER, LIBRAIRE,

Place des Halles.

1851

A MONSIEUR LE DUC DE NOAILLES,

De l'Académie française.

MONSIEUR,

L'ouvrage que je livre au public et que vous avez l'extrême bonté de prendre sous votre protection, n'est pas nouveau quant au fond, mais nouveau, je crois, quant à la forme. En effet, plusieurs médecins, recommandables par un savoir beaucoup plus étendu que le mien, ont cherché à propager les salutaires préceptes de l'hygiène; mais leurs traités trop savants ne sont lus que par un petit nombre d'individus. J'ai pensé qu'en semant

en quelque sorte l'aridité scientifique du ré-
cit d'incidents capables d'exciter et de soutenir l'intérêt du lecteur, j'arriverais à faire
lire ce livre par un plus grand nombre de
personnes. Le succès répondra-t-il à l'intention ? je l'ignore. Quoi qu'il en soit, j'aurai
rempli le but que je m'étais proposé, de faire
un livre utile à mes semblables. Tant bien
que mal, ce livre est fait, le public appréciera.

J'ai l'honneur d'être,

Monsieur le Duc,

Votre très-humble Serviteur,

LAMY.

SOPHON

OU

INSTRUCTIONS POUR CONSERVER LA SANTÉ.

CHAPITRE PREMIER.

J'avais vingt ans, lorsque la mort me sépara de mon père et de ma mère. Privé des excellents conseillers qui jusqu'alors m'avaient maintenu dans la voie des choses honnêtes, je ne tardai pas à me fourvoyer et à oublier les bons principes qu'ils avaient cherché à me communiquer. Possesseur d'une assez belle fortune, je vis bientôt bourdonner autour de moi un essaim

1

d'amis avides de plaisirs, et à la sé-
duction desquels je n'eus pas la force
de résister. Plein de confiance en ma
jeunesse et en ma vigoureuse constitution, je me livrai tête baissée à
toutes les folies où la société entraîne
celui qui veut et peut les payer. Etourdi
par ces fêtes et cès joies de tous les
jours, je ne m'apercevais pas que je
gaspillais ce que l'homme a de plus
précieux ici-bas, la santé ; et que je
compromettais un dépôt sacré, l'héri-
tage de mes pères. En effet, la forte
organisation dont j'étais doué ne put
résister longtemps au choc continuel
des passions, monstruosités qui naissent d'une société dépravée, et qui ne
tendent qu'à vicier ou à détruire les
chefs-d'œuvre de la nature. Mon corps,
épuisé par toutes les fantaisies d'une
âme blasée, ne put enfin suffire à
toutes ses exigences ; dès lors la souffrance, la mélancolie, l'ennui se par-

tagèrent ma triste existence, et à trente
ans la vie était déjà devenue pour moi
un lourd et douloureux fardeau. Mes
digestions, qui se faisaient difficilement
depuis quelques mois, devinrent de
plus en plus pénibles; tantôt j'éprouvais vers l'estomac la sensation d'un
poids qui m'oppressait; tantôt je ressentais dans cette région une douleur
vive, aiguë; d'autres fois, au lieu de ce
bien-être qui suit le repas de l'homme
sobre et frugal, je me sentais fatigué
comme le voyageur qui a fait une
longue marche. Il arrivait souvent
aussi que je rejetais convulsivement
le peu d'aliments que je prenais.
Je dépérissais à vue d'œil; un teint
jaune, maladif, avait pris sur mon visage la place de la fraîcheur de mes
premières années. Mes facultés intellectuelles suivaient le même décrois-
sement; ma mémoire, autrefois si heureuse, était sensiblement affaiblie; ma

conversation n'avait plus cet enjouement, cette vivacité qui découlent
d'une imagination tranquille, comme
d'une source pure ; mon esprit se fa-
tiguait à la recherche des expressions
qui n'abondaient plus sur mes lèvres.
Tout ce qu'on appelle délassement
était devenu pour moi un véritable
travail ; la lecture même m'était insi-
pide. Une petite toux sèche, continuelle, tout en augmentant mes souffrances, redoublait mes craintes de
devenir poitrinaire.

Inquiet sur ma position, repentant
de ma vie passée, j'allai consulter
plusieurs habiles médecins dans l'espoir qu'ils pourraient remédier au
mal qui me consumait lentement.
Quoique leurs avis et leurs traitements fussent différents, le résultat
fut le même, c'est-à-dire, la conti-
nuation de ma souffrance.

O lecteur, si vous saviez combien

est malheureux l'homme qui souffre par sa faute et qui ne trouve plus en soi-même assez de courage pour supporter son mal! Si vous saviez de combien de regrets et de pensées amères il est accablé, vous ne perdriez jamais de vue les règles hygiéniques que la nature et l'expérience nous ont tracées! L'art, sur lequel j'étais en droit de compter, ne pouvant soulager mes maux, je me décidai à chercher dans les voyages quelques distractions à ma triste existence. Je fis mettre un peu d'ordre dans mes affaires; je me jetai dans une chaise de poste et je pris je ne sais quelle route. A peine avais-je fait quelques lieues que les légères secousses de la voiture me firent mal. Je voulus poursuivre; mais les douleurs augmentant, je rétrogradai, j'allai frapper de nouveau à toutes les portes médicales; je me soumis en aveugle aux

traitements qu'il plaisait à une médecine antiphlogistique, tonique ou
humorale, de me prescrire, et si je
ne m'en trouvai pas pis, je ne m'en
trouvai pas mieux. Puisqu'aucune
puissance humaine ne pouvait amé-
liorer mon état; enfermé dans ma
chambre, j'attendis les décisions de la
nature. J'étais là depuis trois mois
à sécher sur mon fauteuil, dans la
cruelle attente d'une mort prématurée que loin de redouter je désirais
tous les jours, lorsqu'un vieil ami de
mon père apprenant ma fâcheuse position, vint me voir et me donna le
conseil d'aller consulter un de ses
amis dont les sages avis pourraient
peut-être m'être utiles. Comme je sai-
sissais avec empressement tous les
renseignements qui avaient rapport à
ma souffrance, je suivis le conseil qui
m'était donné. Je partis vers la fin du
mois de mars, pour aller trouver

M. Sophon (tel est le nom de ce sage auquel j'étais recommandé). Il m'avait été dépeint comme un homme doué d'un esprit supérieur et qui, retiré à la campagne, trouvait son bonheur à vivre au milieu de sa famille. Lorsque j'entrai dans la demeure de cet excellent homme et que je fus en sa présence, un attendrissement involontaire s'empara de tout mon être, et ce fut tout ému que je lui remis le billet de recommandation dont j'étais chargé.

— Mon ami, me dit-il, après l'avoir lu, j'ai connu votre père ; c'était un homme bien vénérable, et s'il vivait encore, j'aime à croire que vous ne seriez point dans l'état où je vous vois. Puisque la Providence vous amène vers moi, je le remplacerai dans les soins qu'exige votre santé. » Entré dans son cabinet, j'initiai M. Sophon à toutes mes souffrances et physi-

ques et morales ; je lui exprimai sin-
cèrement mon repentir d'avoir affaibli
mon organisation et abusé d'une intelligence que j'aurais pu honorable-
ment utiliser. Touché de mes regrets
et de ma confiance, il me serra affectueusement la main et me dit :

— Plaise à Dieu que mes faibles connaissances dans l'art de guérir puissent
vous être utiles ; car dès aujourd'hui,
je les mets à votre disposition. » Après
avoir examiné chacun de mes organes
en particulier, il m'assura de ma guérison.

— Demeurez avec nous, me dit-
il, je vous surveillerai plus aisément
et rien ne sera négligé pour vous rendre agréable l'hospitalité que je vous
offre. » Confus de tant de générosité,
je ne pus le remercier que par mes
larmes, qu'une vive reconnaissance
faisait couler abondamment.

— Puisque vous avez pour moi,

qui ne suis qu'un étranger à vos yeux,
la bonté et l'attention d'un père,
soyez convaincu qu'en retour j'aurai
pour vous toute la reconnaissance et
toute la docilité d'un fils. » Ce qui
m'inspirait une grande confiance dans
les prescriptions de mon digne hôte,
c'est que malgré sa grande vieillesse, il
avait toute la vigueur de l'âge adulte :
à voir la fraîcheur de sa figure, la
souplesse de son corps, la fermeté
de sa marche, l'exemption absolue de
toute espèce d'infirmités si communes
à son âge, on ne se serait jamais
douté qu'il touchât à sa quatre-ving-
tième année. L'extérieur de cet
homme était si noble, sa parole si
éloquente, que ma confiance en lui
grandissait à mesure que je le voyais.
Quand il parlait, il me semblait entendre un de ces sages si vantés de
l'antiquité. J'étais pour lui plein de
respect et de vénération ; il était pour

moi un être exceptionnel ; c'était une
providence à qui je confiais sans réserve le soin de mon existence. Madame Sophon, d'un âge moins avancé,
était aussi bien conservée que son
mari. Leur fille unique avait épousé
un M. de Fosseuil, riche propriétaire
des environs, qui, pour son plaisir,
faisait valoir une ferme à peu de distance de l'habitation de son beau-
père.

Ce M. de Fosseuil avait quatre enfants, deux filles et deux garçons, et
M. Sophon, leur grand-père, avait voulu
lui-même diriger leur éducation. La
plus grande amitié, le plus vif attachement liait tous les membres de
cette famille. Les deux demoiselles,
remarquables l'une et l'autre par la
fraîcheur de leur teint, par l'heureux
développement de leur taille , par
leurs grâces et leur modestie, avaient
beaucoup de goût pour la musique.

L'aînée portait le nom de Marie, la seconde celui de Mathilde.

Les deux jeunes gens, forts et vigoureux, avaient des goûts diffé-rents : l'aîné, Alexandre, s'occupait de science, surtout d'histoire natu-relle ; le jeune, Emile, aimait tout ce qui a rapport aux arts et partageait ses loisirs entre les pinceaux et di-vers ouvrages manuels. Ces deux jeunes gens, quoique à peine âgés de vingt à vingt-deux ans, avaient quel-que chose de grave et de réfléchi. Leur conversation déjà dénotait des études approfondies.

C'était donc vers cette famille si aimable, si intéressante sous tant de rapports, qu'une bonne étoile m'avait guidé ; c'était une sorte de port où je venais abriter ma frêle existence ébranlée par les orages d'une jeunesse dissipée. Il aurait fallu que j'eusse eu en moi des lésions bien profondes, pour qu'elles ne cédassent point aux soins si bien entendus que je recevais dans cette maison ; aussi à peine un mois était-il écoulé que déjà ma santé commençait à se raffermir.

Le corps et l'esprit plus dispos, je vis arriver avec le mois de mai, toutes les jouissances que l'on goûte à la campagne, aux premières apparitions du printemps. Le bonheur d'assister au développement de la végétation, joint à celui que j'éprouvais dans la compagnie de ces excellents amis, acheva presque ma guérison. Ivre de joie et de reconnaissance, je ne savais comment exprimer toute l'amitié que je ressentais pour M. Sophon, qui non-seulement avait guéri mon corps, mais qui avait ramené dans mon âme une heureuse sérénité. Quand je l'apercevais se promenant dans le parc, comme un enfant qui n'a pas revu son père depuis longtemps, je courais à lui, je l'embrassais et l'inondais de mes larmes. Plus d'une fois j'ai surpris ce bon vieillard attendri mêlant ses pleurs aux miens. Nous faisions ensemble de fréquentes promenades qui devenaient très-instructives pour moi.

— Qu'il est fâcheux, lui dis-je un jour, que votre savoir médical ne soit pas à la disposition du public! Que de malheureux, souffrant comme j'ai souffert, seraient aujourd'hui soulagés!

— Mon ami, si j'ai étudié tout ce qui a rapport à la médecine, je l'ai fait uniquement pour le bien de ma famille. Je vous ai soulagé parce que votre mal était susceptible d'adoucissement; mais je n'ai point la prétention d'avoir trouvé un remède à toutes les douleurs; c'est un but qui, je crois, ne sera jamais atteint. Toute ma science se borne à écarter les causes qui engendrent la plupart de nos maux ; car une fois le mal arrivé, il n'est pas toujours possible au médecin, quelles que soient ses connaissance et son expérience, de vous en guérir. La mort emporte des enfants, des jeunes gens, des hommes, des vieillards, malgré tous les efforts que fait la médecine pour les retenir. L'homme raisonnable doit donc employer tout ce qui dépend de lui pour mettre son corps à l'abri des agents morbifiques.

— Puisque vous avez été assez généreux pour me donner la santé, soyez-le encore pour m'apprendre comment on doit la conserver. Car ça ne peut être par le pur effet du hasard que vous êtes arrivé à un âge si avancé sans ressentir d'infirmités. Faites-moi connaître ces moyens, je les emploierai pour me garantir de ce qui pourrait m'être nuisible. Je

le vois maintenant, il n'est pas de
bonheur réel sans le jeu parfait de
nos organes.

— C'est vrai, mon ami, l'expérience
confirme tous les jours ce que vous
dites; l'âme n'est pas disposée à sourire quand le corps qui la loge jette
de continuels cris de douleurs. Voyez
ces hommes qu'un mal intérieur in-
quiète et tourmente, quelle lenteur
dans leur marche! quelle tristesse
répandue sur leurs traits! quel ennui
les entoure! que de regrets les ac-
cablent de n'avoir pas ménagé une
vie qui leur est si chère et qui me-
nace de leur échapper à chaque instant! Quel beau trésor, mon ami, que
la santé dont malheureusement nous
ne sentons l'importance que lorsqu'il
est dissipé! Que sont, pour l'homme
qui souffre, ce beau soleil qui nous
éclaire, cette belle nature que nous
admirons, ces demeures somptueuses

que nous élevons? Des choses indif
férentes. Tout ce qui passe devant ses
yeux est couvert du linceul de la
tristesse ; tout s'empoisonne sous sa
main ; tout se dénature, se décompose
autour de lui ; ses vœux, son ambi_
tion ne se tournent plus vers la richesse, vers les honneurs ; mais vers
la santé qui lui a échappé et qu'il
craint de ne pouvoir ressaisir. Lors·
qu'un homme naît avec une bonne
constitution, qu'il n'apporte point au
monde de maladies héréditaires, cet
être peut vivre longtemps sans craindre les maladies, s'il écoute la voix
de la nature, s'il sait mettre à profit
les leçons données par l'expérience,
et s'il apprend à dompter ses passions.
Dieu n'a point fait sa créature pour
la condamner aux souffrances ; il n'a
point fait un chef-d'œuvre pour l'ac-
cabler ensuite de douleurs et d'infirmités ; mais il nous a doués d'une or-

ganisation forte et vigoureuse capable
de résiter longtemps à l'influence des
éléments qui nous entourent. C'est
l'homme lui-même qui travaille tous
les jours à sa destruction, ce sont ses
excès, ses travers d'esprit qui donnent naissance à ces monstruosités
qu'on appelle maladies ; mais lorsqu'au contraire nous grandissons avec
une constitution viciée soit par la faute
de nos parents, soit par la mauvaise
alimentation de notre premier âge,
soit par l'insalubrité des lieux où l'on
nous a renfermés, une sorte de souffrance continuelle devient notre partage. Nous sommes comme de faibles
plantes qui, tombées sur un mauvais
terrain, sèchent et meurent avant
leur entier épanouissement. Si je suis
octogénaire, c'est, je crois, grâce à la
robusticité des auteurs de mes jours,
aux soins que l'on a pris de mon en-

fance et enfin surtout à ma manière
de vivre. Oui, monsieur, je mourrai
convaincu que l'homme par un régime bien entendu peut vivre longtemps exempt de maux. Toutes ses
souffrances sont le résultat de ses
nombreux excès dégénérés en habitudes. Je sais que de temps à autre
apparaissent de terribles fléaux qui
frappent et enlèvent indistinctement
un grand nombre d'individus ; mais
qui pourra m'empêcher de croire que,
si ces épidémies inconnues dans leur
nature ont une action si dévastatrice,
cela tient au mauvais état de notre
corps que nous empoisonnons chaque
jour par des mélanges insalubres.
Puisque vous désirez connaître le se-
cret qui m'a conduit jusqu'à cet âge,
je vous l'apprendrai. L'heure est trop
avancée pour commencer ; demain
donc, si le temps le permet, nous

viendrons dans cette allée et je vous communiquerai le résultat de mes observations.

J'attendis le lendemain avec une vive impatience ; j'étais si heureux d'avoir recouvré la santé qu'il me tardait de connaître les moyens qui pourraient indéfiniment me la conserver. Aussitôt que le soleil eut séché la rosée et qu'il eut un peu réchauffé l'atmosphère, nous nous rendîmes à l'allée désignée. Elle était la plus longue et la plus large du bois ; elle le traversait dans toute son étendue et pendant que les petits oiseaux s'égayaient au-dessus de nos têtes, j'écoutais avec une attention religieuse les paroles de M. Sophon.

CHAPITRE II.

L'hygiène que vous désirez connaître, est une science, mon ami, qu'on devrait enseigner dans les écoles avec autant de soin que toutes les autres choses. Savoir conduire et conserver cet admirable mécanisme, que la nature a disposé en nous avec tant d'art, devrait être pour tous les âges, pour toutes les conditions et pour tous les rangs de la société, un sérieux objet d'étude. Vous savez comme moi que les philosophes et les législateurs anciens attachaient une grande importance aux observations hygiéniques; et si certains peuples ont été longtemps des modèles de vertu, de

courage et de grandeur pour les autres nations, c'est grâce à leurs
mœurs douces, à leur alimentation sobre et frugale, que la voix de la nature leur conseillait. Les leçons que
je dois vous donner sur cette branche
de l'art médical, ne seront peut-être
pas toujours en rapport avec ce que
l'on a écrit sur ce sujet ; mais, comme
il me semble que je suis sur la voie de
la vérité, je crois qu'il est de mon devoir de vous la faire connaître. Nous
laisserons de côté toute classification
et nous n'aborderons les questions,
qu'en raison de leur importance, ou à
mesure que les circonstances nous les
présenteront. Aujourd'hui, je vais
vous exposer quelques-unes de mes
idées sur la manière dont l'homme
doit vivre.

J'ai toujours considéré l'estomac
comme l'organe le plus important et
celui que l'on doit le plus ménager,

comme l'organe pur où entre la vie
ou la mort. Il a une action directe ou
indirecte sur toutes les autres parties
de notre constitution. C'est lui qui éla-
bore la matière qui porte dans tout
notre être la nourriture et l'excitation.
Dès l'instant qu'il cesse son travail,
tout languit, dépérit et s'arrête. Son
importance, comme vous voyez, devrait exiger de notre part une grande
attention, puisqu'il est une espèce de
centre où chaque organe vient puiser
des germes de souffrance ou de santé ;
et pourtant, mon ami, avec quel peu
de ménagement on se gouverne ! on en
fait une espèce de gouffre où l'on jette
pêle-mêle tout ce qui flatte le goût,
où l'on entasse les choses les plus
contraires et les plus indigestes. On
me dira que l'estomac est une espèce
de creuset, où tous les aliments se
confondent et se convertissent en une
pâte homogène, appelée chyme ; que

les intestins, munis de petits suçoirs,
tirent de la masse *chymeuse* les molé-
cules nutritives, et dédaignent celles
qui ne le sont pas ou qui ne conviennent
point. Tranquillisé par cette explica-
tion ingénieuse, vous mangez indistinctement tout ce qui se présente,
abandonnant au travail digestif le
choix des substances convenables ou
nuisibles. Trompé par cette erreur,
vous mangez sans discernement des
mets que l'usage et l'habitude vous
ont fait considérer comme inoffensifs,
et vous trouvez un certain bonheur à
les savourer les uns après les autres,
nullement préoccupé des suites fàcheu-
ses qui peuvent résulter de leur mélange pour votre santé. Si je vous faisais l'histoire de toutes les maladies
qui nous affligent, vous verriez que la
plupart d'entre elles sont dues à nos
incomplètes digestions. Avec un tel régime, notre organisation serait de fer,

que nous parviendrions, je crois, à
l'user, à la corroder. Au lieu de vivre
avec simplicité, de ménager nos faibles organes, de manger les choses
telles que la nature nous les donne,
nous avons trouvé le moyen de convertir les produits les plus doux en
mets âcres, irritants qui vicient nos
humeurs. Quel chyle voulez-vous
que fournissent cette confusion de
mets que vous avalez dans le même
repas ; ce mélange du potage avec la
salade, de ce ragoût avec ces fruits,
de cette crème avec ce vin? Si de
toutes ces substances qui, prises iso-
lément vous paraissent agréables, on
faisait un seul tout, y goûteriez-vous?
Non assurément ; et pourtant vous
avez le même brouet dans votre estomac. Je le répète, ce mélange de mets
est tellement contraire, que l'homme
sobre et frugal se retire toujours malade d'une table ainsi servie. Vivez

donc avec simplicité et sobriété si vous voulez que votre santé soit toujours dans un état prospère. C'est à la sévérité de mon régime que je dois cette vigueur qui vous étonne. Je mange les choses simplement et je me trouve heureux de ne point savoir les gâter par ces apprêts dont les gastronomes font tant de cas. S'il me plaît de manger de la viande, je me la fais servir ou rôtie ou bouillie, et préparée de cette manière elle suffit aux exigences de mon appétit. Si la simplicité dans les vivres est nécessaire, la sobriété ne l'est pas moins. Ne croyez pas qu'en mangeant beaucoup votre corps s'en trouve mieux ; au contraire : l'estomac surchargé fonctionne péniblement, lentement, c'est une fatigue en quelque sorte qu'on lui impose, fatigue qui réagit sur tous les autres organes. La poche stomacale, gonflée par la grande quantité d'aliments dont on l'a surchargée, embarrasse le mouvement de la respiration, engourdit le système nerveux et vous plonge dans une sorte de torpeur. Si ce régime devient habituel, l'exercice n'étant plus en rapport avec cette abondante nourriture, on tombe dans un embonpoint maladif, et l'homme dont l'intelligence est enveloppée par une vapeur graisseuse, n'est plus capable de grandes conceptions. Voyez ces hommes pour qui l'action de manger est la seule jouissance; dès l'instant qu'ils ont abandonné leur table, si rien ne les excite et ne les oblige au mouvement, ils tombent lourdement sur un siége pour y bâiller ou dormir. S'ils causent, leur conversation languissante vous pèse, vous fatigue et vous communique bientôt à vous-même le besoin de bâiller et de dormir. S'ils marchent, pour peu qu'ils pressent le pas, ils s'arrêtent à chaque instant pour respirer ; le poids de leur estomac les étouffe. Ce n'est plus cet homme souple, agile, gracieux ; c'est l'homme appesanti, déformé par l'excès de nourriture et qui souvent meurt comme asphyxié dans sa graisse. L'homme qui se livre à un exercice modéré a besoin de fort peu de chose pour entretenir l'activité de son corps ; celui au contraire qui travaille beaucoup doit réparer par une nourriture plus fréquente les pertes qu'il a faites. Si je suis convaincu qu'une nourriture simple et frugale est la plus saine et la plus naturelle pour notre santé, je suis convaincu aussi que la boisson la plus convenable et la plus salubre est l'eau. Je ne m'explique pas ce goût bizarre de l'homme qui préfère habituellement à un liquide si doux, si désaltérant, répandu autour de lui avec tant de profusion,

des liquides aigres, fermentés, tra-
vaillés qui en usant la santé troublent même quelquefois la raison. Si
l'homme n'avait jamais connu d'autre boisson que l'eau, la terre n'aurait point été souillée par tant de
crimes, et notre société, plus douce,
plus paisible, ne serait plus affligée
par tant de maladies. Il y a des gens
dont le goût est tellement blâsé qu'ils
détestent cette boisson naturelle à
cause de sa fadeur; il leur faut des
liquides sinon vineux, du moins pi-
quants et acides. Nous qui sommes
habitués à ne point vivre en dehors
des lois de la nature, nous trouvons
dans l'eau une boisson agréable, dés-
altérante, tonique. Pourtant, malgré
notre préférence pour ce liquide,
nous ne rejetons point le vin dont
nous aimons à trouver, quand les circonstances l'exigent, les propriétés
excitantes.

Obligé de me quitter, M. Sophon remit à un autre jour la suite de ses entretiens sur une science qui commençait si vivement à m'intéresser. Resté seul, je réfléchis à tout ce qu'il venait de me dire et mon bon sens me fit trouver raisonnable sa manière de voir. Comment en effet, me disais-je, ne pas adopter un régime de vivre si simple, si naturel et dont les conséquences nous seraient si avantageuses? Pourquoi couvrir une table d'aliments si différents les uns des autres, lorsque la nature nous offre tant de productions toutes préparées et dont le mélange peut s'opérer sans que l'estomac en souffre? A voir toutes les dispositions brillantes d'un dîner, tous ces ragoûts de compositions si bizarres, il semble que l'homme n'a de bonheur, de plaisir qu'à manger; comme si son intelligence n'avait pas droit à des plaisirs

plus nobles et plus dignes de sa supériorité.

Que la vie simple et frugale que je
voyais mener à M. Sophon, me paraissait digne et préférable à cette vie
folle et gourmande que j'avais vu
mener et que moi-même j'avais adop-
tée autrefois! Plus je pénétrais dans
la vie intime de cet homme, plus je
bénissais le Ciel de me l'avoir fait connaître. Depuis mon admission à la table de ce vrai philosophe, j'avais toujours en effet remarqué, sans pouvoir me l'expliquer, la présence d'un
seul mets ou de plusieurs, mais ayant
entre eux la plus grande analogie.
Si le déjeûner se composait de fruits,
je voyais des poires, des pommes,
des raisins conservés ou d'excellentes
compotes de ces différents fruits. Une
autrefois, la table était garnie de noix,
d'amandes, de noisettes, de dattes, de
raisins secs et de figues; ou bien de

diverses sortes de fromage, de crême, de beurre, de lait etc. Les fruits étaient si succulents, les compotes si exquises, le lait, la crême, le beurre si frais, si doux que chacun de ces objets aurait été pour un fin connaisseur un mets délicieux. Deux carafes contenaient pour toute boisson une eau d'une grande pureté. Le dîner se composait toujours de deux ou trois plats de viande ou rôtie ou bouillie et chacun en mangeait suivant son appétit. D'autrefois c'étaient différentes sortes de poissons ou de légumes ; mais toujours apprêtés avec simplicité. Je ne voyais jamais le beurre, cette production si douce, si agréable se convertir en une sauce âcre, irritante et encrassante ; les mets quels qu'ils fussent étaient tout aussi flatteurs pour le goût, et l'estomac les digérait parfaitement. Bien que l'apprêt des mets fût tout naturel, madame Sophon y attachait une grande importance. Elle ne dédaignait point d'aller surveiller les opérations de la cuisine, afin de s'assurer que les choses se faisaient convenablement. Habile dans l'art culinaire, elle l'enseignait à ses demoiselles, et nous mangions souvent d'excellentes choses qu'elles avaient elles-mêmes préparées.

— Le talent de savoir préparer une alimentation convenable n'est point à dédaigner, me disait-elle un jour, non-seulement pour la femme, mais même pour l'homme. La femme qui se marie doit savoir apprêter à son époux une nourriture saine et appropriée à sa condition. L'homme étant son soutien, la force sous laquelle elle s'abrite, c'est un devoir pour elle d'entretenir sa santé et de chercher à prolonger sa vie par une alimentation bien entendue. Bien que notre cuisine soit fort simple, elle exige cependant des connaissances qu'on n'apprend bien que par la pratique. Vous n'auriez que des choux, des haricots à manger, faut-il encore savoir leur donner le degré de cuisson et l'assaisonnement convenable; car l'ignorance de ces choses peut être préjudiciable à la santé. Si la fortune permet à la femme d'avoir des cuisiniers, dans son intérêt et dans celui des personnes qui composent sa famille, elle doit veiller à ce que tout se fasse avec propreté et entendement. Si elle-même ne sait rien, comment pourra-t-elle juger? Elle se trouvera alors obligée de confier le soin de sa nourriture, de celle de son mari et de ses enfants à des mains étrangères qui pourront abuser de sa confiance. Le mets le plus simple peut devenir funeste, vous le savez, entre des mains inhabiles.

2.

Malgré mon âge, et bien que nous
ayons depuis longtemps à notre service une habile et honnête cuisinière,
je vais souvent la surveiller afin que
tout ce qui est servi sur notre table
soit frais et bien choisi. Quant à
l'homme, il n'a pas besoin, il est vrai,
de si grandes connaissances sur cette
partie ; mais encore faut-il qu'il en
ait un peu. Si mes fils étaient obligés
de passer dans des pays étrangers où
ils trouveraient d'autres usages, d'autres mœurs, comme les produits de
la nature sont à peu près partout les
mêmes, ils sauraient en tirer parti et
ne seraient point obligés de vivre contrairement à leur goût et à leurs habitudes. »

Madame Sophon avait appris à
ses demoiselles tout ce qui concernait
la cuisine. Leurs mains délicates savaient pétrir la pâte, soigner un rôti,
un pot-au-feu et faire toutes les con-

serves aussi bien qu'un chef de cuisine ou d'office. Elles possédaient toutes les qualités qui constituent une bonne ménagère et tous les agréments de la femme de distinction.

Le lendemain, je soumis quelques observations à mon complaisant professeur.

— Le régime de vie que vous m'avez indiqué est fort bon, lui dis-je, pour la classe aisée qui peut charger sa table de plusieurs mets ; mais la classe industrielle, la classe pauvre à laquelle les moyens pécuniaires ne permettent pas d'avoir un grand nombre de mets à choisir, comment peut-elle éviter de faire des mélanges ?

— Mon ami, il est aussi facile à la classe ouvrière, qu'à la classe riche de suivre le régime que je vous indique. Si vous aviez pénétré comme moi dans l'intérieur des ménages de la campagne, vous auriez vu que cette

manière de vivre est en usage chez
eux depuis longtemps et que c'est
grâce à la nourriture simple qu'ils
prennent habituellement qu'ils doivent
cette santé robuste qu'on leur envie.
Nous visiterons ensemble Varennes,
village voisin dont vous apercevez là-
bas le clocher ; nous pénétrerons dans
l'intérieur de quelques maisons et vous
verrez par vous-même, combien est
simple et frugale la vie de ces hommes
qui du matin au soir se livrent à de
rudes travaux. Leur déjeûner se compose ordinairement de soupe grasse
ou maigre et de fromage dont ils mangent suivant leur besoin. Au dîner,
qui a lieu vers midi, ils mangent de
la viande ou des légumes, et le soir la
soupe est encore fort souvent leur
aliment. Ils considèrent avec raison
cette nourriture comme la plus saine
et la plus économique. Entre le dîner
et le souper, ils mangent des fruits ou

le produit de leurs vaches. Le dimanche, jour de fête et de repos pour
eux, les ménages un peu aisés se permettent le pot-au-feu avec la viande
de bœuf ou de vache, et ces gens si
forts, si vigoureux ne boivent que de
l'eau à leurs repas. Autrefois, ils buvaient beaucoup de vin ou de mauvaises boissons, s'imaginant que ces
liquides leur donnaient de la force et
de l'ardeur au travail. Peu à peu, je
suis arrivé à leur faire comprendre
que la seule chose qui pouvait réellement les rendre forts et ardents, était
une nourriture saine et abondante ;
l'expérience leur a démontré que j'a-
vais raison. Dans les fermes, dans les
fabriques où un grand nombre d'ouvriers sont employés et nourris, c'est
encore la même manière de vivre. Je
vous conduirai à la métairie qu'ex-
ploite mon gendre M. de Fosseuil ;
vous verrez avec quel ordre tout est

dirigé, vous verrez comment il est possible de nourrir simplement, sobrement et à la satisfaction de tous, une quantité d'ouvriers. A mesure que vous vous initierez à nos habitudes, à notre genre de vie, je vous fournirai d'autres détails sur cette partie si importante de l'hygiène. Parlons aujourd'hui des habitations. »

CHAPITRE III.

— Il faut apporter, dans le choix de
la maison que vous vous proposez
d'occuper, la plus grande attention,
puisque c'est dans son enceinte que
vous déposez votre vie et celle de ce
que vous avez de plus cher, votre famille. Voilà, je crois, deux puissants
motifs qui devraient parler bien haut,
et pourtant, mon ami, avec quelle négligence s'occupe-t-on de cette importante question ! Parcourez certaines
rues des grandes cités et vous verrez
qu'il faut qu'il y ait des hommes bien
ennemis d'eux-mêmes ou bien insensés pour oser venir s'abriter sous
de pareils taudis et se livrer à la fu-

neste influence des miasmes putrides qui encombrent leurs maisons depuis la cave jusqu'au grenier. Vous qui êtes libre d'aller vous fixer où bon vous semblera, je pense bien que vous ne choisirez point ces sales rues pour y établir votre demeure, mais que vous l'édifierez au milieu d'une belle campagne réunissant toutes les conditions hygiéniques, et que, ne vous en rapportant point au goût souvent bizarre d'un architecte, vous voudrez vous-même présider à la construction de votre maison, à sa disposition intérieure, afin que toutes les mesures de salubrité soient partout bien observées.

Je vous suppose donc le projet de bâtir selon votre goût et sur un terrain de votre choix. Examinons quelle doit être la nature de l'emplacement qu'il faut adopter, et comment on doit procéder à la construction d'une

habitation pour la rendre bien salubre.
L'expérience a démontré que l'air cir-
culant plus librement dans les plaines
élevées devait y être plus sain que
dans les vallées, ces dernières étant ordinairement encaissées par des bois,
des coteaux et parcourues par des ri-
vières dont les eaux stagnantes exhalent dans les grandes chaleurs une
odeur de vase qui peut avoir de grands
inconvénients pour les personnes qui
ont l'imprudence d'asseoir leur demeure dans ces lieux. A part ces
miasmes marécageux, des brouillards
malsains viennent chaque soir vicier
par leurs épaisses vapeurs l'air plus
pur qui a circulé pendant le jour sous
la bienfaisante influence du soleil. Les
plantations nombreuses de hauts peupliers, d'aulnes et de saules qui bor-
dent les rives de ces eaux ajoutent
encore à l'insalubrité de ces lieux.
Mais, mon ami, n'allez pas généraliser

les idées que je viens d'émettre ; car
il est des vallées dont le séjour est
aussi salubre qu'agréable, puisque
beaucoup d'hommes qui les habitent
parviennent à une vieillesse avancée
et exempte d'infirmités. Mais, me
direz vous, à quels caractères puis-je
reconnaître que la vallée, où il me
plairait de m'établir, possède les qualités qui donnent cette longue existence, ou les désavantages qui peuvent
amener en moi une mort prématurée ?
La différence est sensible ; les unes,
je vous l'ai dit, sont baignées par des
eaux fangeuses, les autres au contraire sont arrosées par des eaux cou-
lantes et profondes qui emportent
dans leurs cours tous les corps étrangers dont la décomposition pourrait
corrompre leur pureté. De plus, ces
lieux si agréablement situés ont encore sur la plaine un avantage immense, c'est que l'air y est continuel-

lement tempéré par l'évaporation de
ces eaux limpides et convient parfaitement aux poitrines délicates, aux
constitutions sèches et nerveuses.
Aussi, mon ami, vous donnerai-je le
conseil de résider dans l'endroit qui
réunira ces avantages? Quant à ce
qui concerne la construction de votre
demeure, écoutez les conseils que j'ai
à vous donner. Qu'elle ait la forme
extérieure qu'il vous plaira; ceci est de
médiocre importance; veillez seulement à ce que les matériaux que vous
emploierez, ne soient point de nature
à attirer et à entretenir l'humidité.
Une fois les murs élevés, avant de
commencer le pavage, que votre maison repose sur une couche épaisse de
pierres séchées au soleil. Sans cette
précaution vous serez incommodé par
l'humidité que les eaux pluviales, fil-
trant à travers les terres, ne man-
queront pas d'occasionner. S'il ne

vous est pas permis d'exhausser convenablement le rez-de-chaussée, il
ne faut pas hésiter à établir un plan-
cher. En observant bien ces règles,
vous ne serez point exposé à ces douleurs rhumatismales si poignantes et
si difficiles à calmer. Le sol a d'immenses inconvénients quand il est
imprégné d'humidité; diffusible, l'humidité altère rapidement tout ce
qu'elle atteint. Si, fatigué par une
course qui aura provoqué la sueur,
vous vous reposez dans un appartement frais, mal assaini, l'air répercu-
tant trop vite la transpiration de la
tête, du corps ou des pieds, amène
instantanément un rhume, un coryza
ou un mal de tête. Les appartements
que vous disposerez doivent être larges et suffisamment aérés. N'adoptez
point les goûts mesquins de certains
bourgeois qui veulent avoir salon,
salle à manger et cuisine dans un es-

pace à peine suffisant pour en faire une seule pièce. Lorsque vous entrez dans ces petits réduits plutôt faits pour des singes que pour des hommes, certaines odeurs qui seraient à peine sensibles dans un plus vaste local indiquent que pour ces propriétaires la conservation de la santé est la moindre de leur préoccupation. Une chambre étroite, basse, humide, mal aérée, mal éclairée, est tout ce qu'il y a de plus funeste à la santé. Les enfants comme les grandes personnes qui passent leurs nuits dans ces demeures malsaines ne tardent pas à voir leur constitution s'altérer. Les dents se carient, des engorgements se forment autour du cou, en un mot, un grand nombre de maladies tenaces, fâcheuses, s'implantent sur notre pauvre corps. J'aimerais mieux habiter un grenier, ma santé y courrait moins de danger que dans un appartement humide.

Combien de pauvres enfants, venus
au monde avec une bonne constitution, sont devenus scrofuleux par
suite de nombreuses nuits passées
dans une chambre ou dans une alcôve
mal assainies!

M. Sophon avait parfaitement observé pour son propre compte toutes
les règles hygiéniques qu'il venait de
me faire connaître. Sa maison, assise
sur le haut d'un coteau, joignait l'a-
grément à la salubrité. De l'endroit
où elle était placée, on dominait différents points de vue plus ou moins
éloignés. D'un côté, c'était la plaine;
de l'autre, la vallée avec ses gazons,
ses eaux limpides et ses frais ombra-
ges de peupliers et de saules aux
feuilles argentées; à droite, une colline tapissée de vignes; à gauche, un
bois percé de nombreuses allées et çà
et là, dans le lointain, des groupes
d'arbres fruitiers. Les approches de

l'habitation n'étaient point embarrassées par des plantations inutiles. La façade de cette simple et élégante demeure regardait le soleil levant. Quoiqu'elle fût bâtie au sommet d'une colline, M. Sophon n'avait négligé aucune des conditions nécessaires à son parfait assainissement. La distribution intérieure en était gracieuse et commode. La première fois que j'y entrai, je fus frappé par le luxe de propreté qui régnait dans toute l'habitation, par l'air pur et embaumé que l'on respirait partout. Devant la maison, sur la pente douce du coteau, s'étendait un magnifique parterre très-agréablement traversé par des allées sablées et encadrées par différentes bordures. Mille plantes variées remplissaient les plates-bandes et répandaient dans l'air des flots de parfums. De chaque côté étaient de grands tapis de verdure parsemés d'arbustes, de rosiers, les uns isolés, les autres réunis en bouquets. A gauche, en suivant la longueur du coteau, apparaissait un bois où l'on trouvait en été un ombrage salutaire contre les chaleurs du jour et en hiver un abri contre les vents froids du nord. Plusieurs avenues de diverses largeurs coupaient ce bois dans tous les sens. Les bords de la rivière qui baignait les pieds de la colline étaient disposés en talus et gazonnés de telle sorte que de loin les eaux paraissaient couler sur un lit de verdure. Cette disposition n'avait pas été prise seulement pour la beauté du coup d'œil, elle avait un but hygiénique que je compris tout de suite. Pendant les chaleurs de l'été, la rivière diminuant de profondeur, ses bords vaseux desséchés par le soleil exhalent au loin une odeur marécageuse très-sensible surtout quand vient le soir. Par le moyen de ce gazonnement, à mesure

que l'eau baisse, la végétation neutra-
lise l'effet de cette mauvaise odeur.
Je ne pouvais taire à M. Sophon mon
admiration à la vue d'une propriété
qui réunissait tant d'avantages.

— Pour mettre ce domaine dans cet
état, il a dû vous en coûter beaucoup
de temps et d'argent ?

— Moins que vous croyez, me dit-il,
voyez ma maison, on ne saurait la bâtir plus simplement ; elle est belle, elle
est précieuse à mes yeux, non par sa
forme, mais par sa disposition, par
sa parfaite salubrité. Ce coteau était
planté de bois dans toute son étendue ;
je l'ai fait arracher et n'ai réservé que
la portion que vous voyez à gauche.
A la place, j'ai dessiné ce parterre,
ce potager, ce verger ; j'ai fait planter
cette vigne, ces noyers et tous ces arbres à fruit, afin d'avoir autour de
moi toutes les choses nécessaires à la
vie. La rivière est ce qu'elle était, je

n'ai fait qu'en assainir les bords :
quant à la prairie, elle a toujours été
telle que vous la voyez. On aurait pu
faire les choses plus richement, plus
largement, mais on ne pouvait leur
donner un arrangement plus convenable à la santé, et c'est à quoi je te-
nais avant tout.

— Il y a quelques jours, je vous
parlais du village de Varennes à pro-
pos du régime diététique; je vous le
citerai encore pour ses constructions.
Demain, si le temps est beau, nous
irons nous y promener.

CHAPITRE IV.

Depuis mon arrivée au château de Tachainville, nom du domaine de M. Sophon, je n'avais pas encore franchi les murs d'enceinte de cette propriété : mes promenades s'étaient toujours faites, tantôt dans les bois, dans les prairies, tantôt dans le verger ou dans le potager. Mais, sous l'influence d'une vie si douce, si naturelle et passée au milieu de gens si aimables, je sentais de jour en jour ma santé se raffermir, mon appétit augmenter et j'étais tout heureux de voir mes forces en état de me permettre une longue course. Le lendemain donc, après le déjeûner, nous allâmes en famille faire une promenade au village de Varennes

dont M. Sophon était considéré comme
le seigneur. Je conserverai toute ma
vie le souvenir de cette première sortie. Débarrassé des sombres inquiétudes dont ne peut se défendre l'homme
qui souffre, il me semblait que je re-
naissais à la vie. Je respirais avec une
sorte d'enivrement l'air tiède et embaumé des lieux que nous traversions.
Mon cœur, purifié par le contact de
cette vertueuse famille, s'ouvrait à ces
douces jouissances que tout homme
honnête éprouve en contemplant les
merveilles de la nature. Nous étions
au commencement du mois de mai. Ce
jour-là, par une coïncidence particu-
lière , le temps était de toute beauté.
Les rayons du soleil printanier ré-
chauffaient l'atmosphère encore en-
gourdie, et la nature était riante et
fraîche sous cette influence bienfaisante : chacun de nous, plongé dans de
délicieuses rêveries, goûtait les suaves

impressions qui naissaient à chaque
pas et s'avançait silencieusement vers
le but de la promenade. Varennes
était à la distance d'une demi-lieue de
Tachainville. L'amphithéâtre élégant
de ses maisons se dressait devant nous
sur le versant de la colline. La disposition des chaumières donnait à cet
endroit un extérieur gracieux et co-
quet. Tout ce qui se présenta à ma
vue en entrant dans ce village, me
frappa d'étonnement ; car jusqu'alors
je n'avais remarqué dans aucun village un ensemble aussi attrayant, des
rues si propres et si spacieuses.

— Il faut, dis-je à M. Sophon,
qu'une parfaite union préside à toutes
les actions des Varennois, et qu'ils
soient bien pénétrés des résultats de
la propreté pour concourir avec tant
de zèle à l'entretien de leur village.

— Ce ne sont point les habitants
qui s'occupent de ce travail, me ré-

pondit-il, tous les instants des hommes sont employés à cultiver les champs, et les femmes se livrent entièrement aux occupations de leur ménage. Nos rues sont balayées par des vieillards ou par des pauvres que nous logeons, que nous nourrissons et qui sont les membres d'une institution que nous avons formée et dont je vous donnerai des détails en temps et lieu. Aujourd'hui, je veux vous faire visiter ces habitations, afin de vous convaincre qu'il est tout aussi possible de faire régner la salubrité et la propreté dans une chaumière, que dans une maison opulente.

Nous entrâmes donc indistinctement dans plusieurs maisons, et partout l'aimable famille fut accueillie avec joie. Chaque cour, au lieu d'être un cloaque infect, comme je l'avais observé dans beaucoup d'autres villages, offrait un tout autre aspect. Une chaussée longeait les bâtiments et procurait aux habitants une circulation propre et facile. On ne voyait dans ces maisons convenablement exhaussées, aucune trace d'humidité, et aucune mauvaise odeur ne venait vicier l'air pur qu'on y respirait. Les étables ou écuries étaient tenues avec le même soin et la même propreté; les fenêtres toujours ouvertes laissaient circuler l'air, et le sol disposé en pente facilitait l'écoulement des eaux vers un petit ruisseau qui les conduisait sous le fumier de la cour.

— Quel est donc, dis-je à M. Sophon, la sage intelligence qui a présidé à tout ce que je viens de voir?

— Vous seriez en droit d'être bien plus étonné, si je vous disais que ce qui vous a frappé a été le plus facile de la tâche que nous nous étions imposée. Lorsque j'arrivai ici, il y a quarante ans, ce village dont vous

admirez aujourd'hui la bonne tenue,
était un assemblage informe de mauvaises chaumières. On rencontrait à
chaque pas dans ces rues étroites et
boueuses, des excavations où croupis-
saient des eaux noires et que la sécheresse de l'été seule faisait disparaître.
Les habitants eux-mêmes vivaient
dans la plus grande insouciance. Deux
ans après mon arrivée à Tachainville,
le maire du village mourut ; on me
proposa sa charge que j'acceptai avec
plaisir, bien décidé à me conduire envers mes administrés, comme un bon
père se conduit envers ses enfants. Le
conseil municipal, fort heureusement
pour mes projets, était composé
d'hommes de bon sens, qui, comprenant la supériorité que mon éducation
me donnait sur eux, et les excellentes
intentions dont j'étais animé, ne con-
trariaient jamais mes vues sur les
améliorations que je leur soumettais.

Nous éprouvâmes d'abord de la résistance de la part de quelques inté-
ressés, qui, ne voulant point perdre
de terrain, blâmèrent notre projet d'alignement. Ils n'avaient pour
toute raison à nous alléguer, que
leurs pères avaient vécu de la sorte
et qu'ils y vivraient bien eux-mêmes.
S'il y eut des récalcitrants, il y
eut aussi des gens de bonne volonté. Deux conseillers municipaux
mal logés, voyant leur maison menacer
ruine, donnèrent l'exemple, et quand
chacun vit qu'une construction bien
ordonnée, propre et salubre, n'était
pas plus dispendieuse qu'un taudis,
à l'envi les uns des autres, ils boule-
versèrent leur pays, et en moins de
quinze ans, presque toutes les habitations furent renouvelées ou restau-
rées. Je surveillais les travaux, j'ai-
dais quelques-uns des habitants de
mes conseils, quelques autres de mon

argent. C'est ainsi que petit à petit,
je suis parvenu à donner à ce village
la symétrie que vous lui voyez. Je
dois dire que j'ai été puissamment secondé dans toutes ces améliorations
par le curé, qui est un homme d'un
rare mérite et auquel j'ai l'intention
de vous présenter. Je n'aurais jamais
accepté les fonctions de maire, si je
n'avais eu l'espoir de ce changement.
Dans les premiers temps de mon administration, j'avais honte, je l'avoue,
d'être le chef d'un village si peu en
rapport avec mes idées. Aujourd'hui,
je suis tout fier d'en être le premier
administrateur. Pour que vous puis-
siez juger de l'immense résultat que
nous avons obtenu, nous irons un de
ces jours à Varthy, village à une lieue
d'ici, et qui est encore aujourd'hui
ce que Varennes était autrefois.

Après avoir visité plusieurs maisons
toutes plus remarquables les unes que

les autres par leur bonne tenue, nous
allâmes rendre visite au pasteur du
pays pour lequel M. Sophon profes-
sait la plus grande estime. Sa demeure
était au centre du village. Nous le
trouvâmes occupé à travailler dans
son jardin attenant au presbytère.
Quand il nous aperçut, il vint à nous.
Sa démarche noble, sa figure pâle et
tout à la fois pleine de douceur et de
gravité, m'impressionna fortement,
et je me sentis tout-à-coup saisi de
respect pour cet ecclésiastique que je
voyais pour la première fois. Après
avoir fait le tour de son jardin, sur le
bon entretien duquel chacun de nous
le félicita, nous entrâmes nous reposer
sur l'invitation de M. Roquefeuille,
(tel est le nom du digne prêtre). Quand
nous nous fûmes entretenus assez lon-
guement sur différents sujets, nous
quittâmes ce bon curé, mais je me
promis bien de revenir le voir, pour

établir avec lui des rapports plus intimes.

Si je n'avais pas été soutenu dans mon entreprise par l'influence puissante de cet homme de bien, me dit en sortant M. Sophon, je n'aurais jamais obtenu ce beau résultat que vous avez remarqué. Heureux le pays qui possède un tel prêtre ! heureux le prêtre qui a pour ouailles de pareils habitants ! Par son activité à faire le bien, par la douceur de son caractère, par sa rigide moralité, par son habile tolérance et enfin par sa parole éloquente et persuasive, M. Roquefeuille a su conquérir l'amitié de tous ceux qui l'entourent. S'il considère ses paroissiens comme ses enfants, il y a réciprocité de sentiments ; mais il n'use de cette autorité acquise par ses vertus, que pour faire le bien. Tous les produits du jardin qu'il cultive de ses mains, sont donnés aux familles mal-

aisées du pays, ne gardant pour lui
que le strict nécessaire. Brigitte, cette
bonne fille, son excellente ménagère,
qui le seconde si bien dans ses exercices
d'humanité, distribue chaque jour aux
nécessiteux la part des bienfaits de son
maître. Si un villageois tombe malade, M. Roquefeuille est à son che
vet veillant à l'exécution des choses
prescrites ; par ses paroles de conso-
lation, il soutient le courage du pa-
tient et calme la douleur de la famille.
C'est en un mot le prêtre de l'évangile, le continuateur pratique de la
sublime morale de Jésus-Christ.

— Mais le bien que fait naître dans
le pays ce digne ecclésiastique doit
être immense?

— Oui, Monsieur, toutes les familles se ressentent de la grande œuvre qu'il a entreprise. Par son exemple, il a communiqué à tous l'amour
du travail. Il a fait un portrait si beau,

si séduisant de l'homme vertueux, que
chacun a voulu l'être. Il a fait sentir
avec tant de force, combien est vil
et méprisable l'homme qui s'enivre de
vin, que l'ivresse est devenue une
honte parmi eux, et si, par hasard,
un ivrogne étranger traverse le pays,
il est hué, poursuivi, chassé par les
enfants; ils font de ce misérable dé-
gradé à leurs yeux un objet de plai-
santerie et de risée. Le dimanche,
quand toute la paroisse est réunie autour de la chaire, ce bon pasteur en
profite pour apprendre aux pères et
aux mères les moyens d'élever leurs
enfants dans la voie de la sagesse et
de la probité; aux enfants à être respectueux, obéissants et dévoués à leurs
parents. Tous ces discours remarquables par leur concision sont autant de
leçons de morale que la foule comprend, goûte et met à profit. Tout ce
qu'il avance, il l'appuie sur des faits

dont il sait rendre la narration si intéressante qu'on voudrait qu'il parlât
toujours. Dieu l'aidant, tous ses efforts
ont été couronnés. Le travail, la sobriété, l'économie, considérés par ses
paroissiens comme autant de vertus,
leur donnent l'aisance et éloignent de
leur ménage toutes les maladies qu'engendrent les excès, les privations, la
misère. Toute la jeunesse, née de parents sains et robustes, devient elle-
même en suçant le lait de la sobriété
et de la frugalité, plus saine et plus
robuste encore. Habitués à se considérer comme frères, les Varennois sont
pleins de charité les uns pour les autres. Aussi ne voyons-nous jamais parmi eux de ces haines qui amènent des
vengeances, des querelles. Les jeunes
filles, élevées sans pruderie dans des
sentiments d'honneur, de religion,
n'embarrassent pas la commune d'enfants illégitimes.

J'eus dans la suite la preuve de tout
ce que venait de me dire M. Sophon.
Ce pays était aussi sain sous le rapport moral que sous le rapport physique, et cet important changement,
deux hommes seuls l'avaient obtenu.
Pourquoi n'en est-il pas ainsi, me disais-je, dans toutes les campagnes de
France? Que d'hommes, par leur position sociale, par leur influence, pourraient travailler au bonheur de la
masse s'ils étaient animés de cette généreuse bienveillance. Mais, ô égoïsme!
ô sordides intérêts, votre souffle gla-
cial a détruit tous les nobles sentiments que la nature avait déposés dans
le cœur humain !

Quelques jours après notre visite à
Varennes, j'engageai M. Sophon à profiter d'un rayon de soleil pour aller
voir le village dont il m'avait parlé.
J'avais à cœur d'établir la différence
entre ces deux pays. Varthy était si-

tué dans une assez belle plaine ; mais
autant Varennes m'avait fait plaisir à
voir, autant Varthy me paraissait répugnant à examiner en détail. Nous
avions toutes les peines du monde à
nous retirer des boues et des eaux qui
encombraient les chemins. Une odeur
méphitique s'échappait de chaque
demeure et donnait une triste idée
de la propreté de ceux qui l'habi-
taient.

—Voyez, me dit M. Sophon, quelle
négligence ! quelle incurie ! ces habitants ne devraient-ils pas rougir du
mauvais état de leurs rues ? Au lieu
d'enlever ces boues, de combler de
pierres ces ornières, ils préfèrent s'en-
foncer dans la fange. Entrons, et vous
verrez que la malpropreté intérieure
répond à celle du dehors.

En effet, le fumier était négligem-
ment jeté au milieu de la cour ; on n'y
pouvait faire un pas sans imprégner sa

chaussure du jus qui en sortait. Le corps d'habitation, nullement exhaussé, était imbibé de l'humidité qu'entretenait la boue apportée de l'extérieur. La maison, étouffée par un plafond peu élevé, n'était éclairée que par une petite fenêtre, dont les fermetures rouillées indiquaient la nullité de leur service. Aussi ne trouvions-nous plus cet air frais et pur des habitations de Varennes. La propreté était partout oubliée ; ne la comprenant pas pour eux-mêmes, comment pouvaient-ils la comprendre pour leurs bestiaux ?

—Ce que vous voyez en petit chez de simples particuliers, vous le verriez en grand, me dit M. Sophon, chez quelques cultivateurs. Partout même négligence.

—Comment, m'écriai-je, pousser si loin l'oubli de choses si importantes pour la vie ! La propreté est si belle, si simple, si facile à pratiquer ! Qu'un

étranger traverse ce village, quelle idée
peut-il emporter de ses habitants et
des gens qui les administrent ? Autant
Varennes vous inspire l'amour de la
campagne, autant Varthy vous en inspire le dégoût. Peut-être, ajoutai-je,
n'ont-ils pas les matériaux nécessaires
pour assainir leurs rues, leurs demeures ? Les pierres, si communes là-bas,
manquent sans doute ici ?

Non, me répondit-il, rien ne leur
manquerait s'ils en avaient le bon désir. Ils prétendent, les insensés, que
le temps leur manque pour s'occuper
de choses si peu essentielles à leurs
yeux. Mais je préfère mettre leur insouciance plutôt sur le compte de leur
mauvaise administration que sur leur
mauvaise volonté. Car si, lorsqu'ils
bâtissent une maison, un bon conseil
intervenait pour les éclairer, j'aime à
croire qu'ils ne se refuseraient pas à le
suivre ; mais abandonnés à leur rou-

tine, à leur ignorance, ils font mal,
parce qu'ils ont toujours vu faire ainsi !

Que de réflexions me firent faire ces
deux villages si différents! L'un, habilement dirigé, était sorti de la fange
et de l'insalubrité pour s'embellir de
toutes les perfections qu'amènent l'expérience et la civilisation ; l'autre,
abandonné à son incurie, ne songeait
point à profiter de leurs bienfaits. L'un,
mettant en pratique toutes les vertus
sociales, s'était procuré le bien-être
physique qui comble la vie de tant de
jouissances ; l'autre, ennemi des progrès, restait en arrière, exposé à toutes
les souffrances physiques et morales
qu'engendrent la négligence et la paresse.

CHAPITRE V.

Mon amitié pour les dignes hôtes qui me rendaient la vie si douce augmentait en raison de l'intimité qui s'établissait entre nous. Chacun me considérait plutôt comme un membre de la famille que comme un étranger. Spectateur continuel des grâces et de l'amabilité des demoiselles de Fosseuil, je ne pus me défendre d'un sentiment d'amour pour l'aînée, mademoiselle Marie. A part cette belle santé avec laquelle toute femme est attrayante, elle possédait une foule de qualités que, malgré sa modestie, je dévoilais tous les jours. Puis, je regardais cette société, au milieu de laquelle je coulais des jours si heureux, désormais indis-

pensable à mon bonheur, et passer sa
vie en compagnie d'une femme si parfaite, me paraissait devoir être le comble de la félicité ; aussi dès ce moment
je travaillai à me rendre digne d'être
son époux.

Depuis que je me portais mieux,
j'avais le plus grand désir d'aller présenter mes hommages à M. et madame
de Fosseuil, et de visiter en même
temps la ferme qu'ils exploitaient.
Il fut décidé qu'au premier beau jour
on irait y déjeûner. En entrant dans
cette belle métairie, je reconnus tout
de suite la main qui en avait dirigé
les travaux. On pouvait, sans salir la
chaussure la plus délicate, faire le
tour de la cour, visiter l'étable, l'écu-
rie, les bergeries, tant la propreté
était observée jusque dans ses moindres
détails. L'habitation de M. de Fosseuil
occupait une partie d'une aile de la
ferme et s'élevait coquettement au

milieu des autres bâtiments qui l'environnaient. Son intérieur réunissait l'élégance au confortable, et madame de Fosseuil, aussi belle qu'aimable, nous en fit les honneurs avec toute la grâce d'une femme de distinction et la simplicité naïve d'une fermière. Le déjeûner qui nous fut offert se composait de lait et de tous les autres produits qu'on en retire. Madame de Fosseuil avait mis tous ses soins à préparer elle-même la crême, le beurre, les fromages et les gâteaux qu'on nous servit. Autant son mari aimait tout ce qui avait rapport à la culture, autant madame de Fosseuil se plaisait dans tous les détails qui ne regardent que la fermière. Bien qu'elle eût sous ses ordres plusieurs servantes adroites et intelligentes, par goût elle faisait beaucoup de choses. Après le déjeûner, on alla se promener dans un parc qui avoisinait la ferme.

— Eh bien! me dit M. Sophon, il me semble avoir remarqué que vous avez fait honneur au déjeûner que nous a présenté ma fille.

—C'est vrai, Monsieur, j'ai trouvé les gâteaux, les fromages exquis, le lait et les différentes crêmes d'un goût et d'un parfum délicienx.

—Vous voyez quels excellents produits les vaches peuvent nous donner pour garnir nos tables, et quel assaisonnement agréable une main habile sait leur donner, sans qu'ils puissent porter atteinte à notre santé. A côté d'une crême légèrement aromatisée avec le café, la fleur d'oranger ou la vanille, vous avez vu la crême sans aucun apprêt. A côté d'un fromage frais, s'en trouvait un autre plus avancé, plus affiné; mais pas encore au point d'exhaler cette odeur forte et puante que recherchent certains goûts blasés. Pour arroser ce délicat et frugal dé-

jeûner, ma fille, fidèle à mes principes, ne pouvait nous donner d'autre
boisson que l'eau et le lait. Alimentés
par des substances si douces, comment
ne pas faire de parfaites digestions?
Si, suivant l'usage habituel, nous eus-
sions bu du vin ou toute autre boisson
fermentée, n'aurions-nous pas gâté ce
petit festin? mon bon sens, au moins,
me le dit.

— Je vous avouerai que je n'ai bu
nulle part de meilleur lait que celui
qu'on nous a servi. Quel moyen em-
ploie-t-on pour lui donner cette qualité
supérieure?

— Si vous voulez obtenir de bon
laitage, soignez avec intelligence la
vache, la chèvre ou la brebis qui vous
le fournit. Il sera d'autant meilleur
que la bête de laquelle vous le tirerez
jouira d'une excellente santé. Pour
arriver à ce résultat, faites que l'animal trouve dans la servitude tout ce

4

qu'il pourrait trouver dans son état
de liberté. Que l'air et la lumière pénètrent largement dans l'étable que vous
lui destinez. Si vous l'enfermez dans
un bouge étroit, sans air et sans lumière, la santé de votre bête se dété-
riorera comme celle d'un homme que
l'on condamne à vivre dans un cachot.
Il faut en outre qu'elle sorte souvent :
la marche, le grand air la fortifient et
surtout la désennuient. Plus ses aliments seront choisis, plus son lait sera
abondant et de bonne qualité. Les herbes sucrées et légèrement aromatiques
sont celles qu'elle recherche et qui lui
conviennent le mieux. Beaucoup de
gens nourrissent leurs vaches avec des
herbes cueillies dans des aunaies, crois-
sant sur des terrains bourbeux à l'a-
bri de la douce influence du soleil. Ces
herbes sont sures et par conséquent de
mauvaise qualité. Autant un lait onc-
tueux, parfumé est doux et nourris-

sant, autant un lait mal formé est séreux, indigeste et affaiblissant. Pour
n'être jamais trompé sur ce produit
important, nous n'employons jamais
que le lait provenant de cette ferme.

Quand nous fûmes rentrés, je visi-
tai ce bel établissememt. Je n'avais
jamais vu d'exploitation conduite avec
plus d'ordre et d'intelligence. La cour
de cette ferme était grande, spacieuse ;
elle était creusée en pente de la circonférence au centre, et toutes les
eaux ménagères, toutes les urines
des chevaux, des vaches, etc., etc.,
étaient conduites sous le fumier et en
achevaient la décomposition. Un trot-
toir, toujours balayé avec soin, permettait d'aller d'un bâtiment à l'autre
sans salir sa chaussure. Les chevaux,
les vaches, les moutons, spacieuse-
ment logés et tenus avec propreté,
étaient rarement malades.

— Nous ne sommes point affligés,

me dit M. de Fosseuil, par ces épidémies qui désolent tant d'autres cultivateurs. Mes chevaux, conduits par des charretiers zélés, humains et qui ont horreur de la brutalité, ne sont point exposés à être surmenés, ni à recevoir de mauvais coups. Mes moutons, sous la garde d'un berger prudent, ne vont point s'aventurer dans des pâturages perfides ; attentif à leurs besoins, il sait les faire manger et boire, les faire marcher ou reposer. Les vaches, soignées par des filles propres, nous approvisionnent abondamment de laitage, et tous ces animaux nourris avec soin et intelligence ont toujours la santé que vous leur voyez.

— D'où viennent les hommes que vous employez, et comment parvenez-vous à leur communiquer cette activité, cette douceur de caractère et ce vif intérêt pour tout ce qui vous regarde?

— Presque tous les hommes qui

sont à mon service viennent de Varennes et ceux-là je n'ai pas besoin
de les former; ils apportent les bonnes habitudes au milieu desquelles ils
ont été élevés. Ceux qui viennent des
autres pays, instruits par le bon
exemple, comprennent bien vite la
marche qu'ils ont à suivre. Ce qui
m'attache surtout mes domestiques,
c'est que je me conduis avec eux
comme un homme doit le faire avec
ses semblables. Bien qu'il y ait entre
eux et moi une grande différence sous
le rapport de l'instruction et de la
fortune, j'aurais honte de le leur faire
sentir. Je ne sais point leur parler
avec jactance et grossièreté. Bien
qu'ils soient sous ma dépendance im-
médiate, ils doivent à peine s'en aper-
cevoir, tant je m'étudie à leur faire
comprendre qu'ils sont aussi libres
que je puis l'être, qu'il n'y a entre
nous qu'un échange de travail et d'ar-

gent. Je ne leur parle et ne leur com-
mande qu'avec politesse, comme à
mes égaux sinon sous le rapport de la
fortune, au moins sous le rapport des
sentiments. Si je traite avec une
bonté paternelle l'ouvrier qui se conduit bien, j'use de sévérité contre celui qui remplit mal son devoir. Un
charretier que je surprendrais bruta-
lisant mes chevaux sans motif, sorti-
rait de chez moi ; je hais les méchants.
Chaque année, après un souper plus
splendide que de coutume, je distribue à mes domestiques quelques pri-
mes d'encouragement. Je donne à l'un
une blouse, à l'autre un pantalon,
tout en les remerciant des bons services qu'ils m'ont rendus, et en les en-
gageant, par de douces et bienveil-
lantes paroles, à me les continuer.
Par ces faibles dons j'entretiens leur
zèle et je flatte leur amour-propre.
Grâce à ces moyens, je suis servi

avec zèle, avec intelligence et avec amour par tous ceux qui m'entourent.

Comme M. de Fosseuil finissait de parler, une petite cloche se fit entendre et appelait les domestiques au deuxième repas. Etant bien aise d'y assister, on m'y conduisit. Je trouvai servis sur la table, de la soupe, du porc, du fromage et pour boisson des carafes remplies d'un tiers de vin et de deux tiers d'eau.

— Cette nourriture si frugale pour des hommes qui se livrent à de rudes travaux vous étonne sans doute, me dit M. de Fosseuil? Permettez que je vous donne quelques explications et votre étonnement ne sera pas de longue durée. Tous les matins, vers sept heures en hiver et plus tôt en été, commence le premier repas qui se compose de soupe grasse ou maigre, de viande bouillie ou rôtie dont chacun mange suivant son appétit. A midi,

encore de la soupe suivie de légumes
et de fromage ou d'autre dessert suivant les goûts. Au souper, c'est ou de
la viande, ou des légumes, ou du poisson, ou d'autres mets que l'on a soin
de varier chaque jour. La nourriture,
comme vous le voyez, est on ne peut
plus simple et plus frugale ; mais l'es-
sentiel est qu'elle soit succulente,
abondante et préparée avec soin ; puis,
pour leur donner l'exemple de la frugalité, nous mangeons souvent avec
eux.

— Comment avez-vous pu habituer
vos domestiques à se passer de vin
considéré généralement comme indispensable à celui qui travaille?

— Les Varennois, accoutumés à
boire de l'eau, ont fait voir à ceux
qui regardaient le vin comme nécessaire pour soutenir un fort travail
qu'ils étaient dans l'erreur et qu'une
bonne et abondante nourriture les

soutenait plus solidement et plus longtemps. Quand nous leur donnons du vin, c'est plutôt comme remède que comme boisson et vous pouvez remarquer que leur constitution ne souffre point de cette espèce de pri-vation.

— En effet, j'admirais l'excellente santé de tous les hommes que je voyais devant moi; et par leur gaîté, leur enjouement, on devinait bientôt qu'ils étaient heureux sous la surveil-lance d'un tel maître.

Pénétré des immenses avantages d'une vie sobre et frugale, la seule qu'admette l'hygiène, la seule qui puisse maintenir notre santé dans un état continuel de force et de vigueur, M. de Fosseuil veut que ses domes-tiques jouissent des bienfaits d'une telle vie, et par son exemple et ses conseils, il est parvenu à leur donner des habitudes d'hygiène et de mora-

4

lité. Ainsi, me disais-je, cet excellent
homme éclairé par les conseils de son
digne beau-père, a pris son oisiveté en
dégoût. Quoique issu d'une famille
noble à plus d'un titre, il ne rougit
pas de se mettre en rapport avec ses
ouvriers, et de manger avec eux et
de descendre à leur niveau pour
mieux leur parler le langage de la
douceur, de la sobriété et de la moralité. Ah! si tous les maîtres qu'un
peu d'argent, souvent mal acquis,
élève au-dessus des autres savaient
user de leur autorité, quel bien ne
feraient-ils pas! quel changement
heureux s'introduirait dans les masses
par leur canal! Mais que vois-je? le
chef de maison bouffi d'un sot orgueil, peut-il enseigner la politesse, la
douceur, quand il est lui-même plus
butor que le dernier de ses valets?
Peut-il faire l'éloge de la tempérance,
quand les gens qu'il emploie et qu'il

semble considérer comme d'une autre espèce que la sienne n'ont que de
mauvais pain et d'indigestes ragoûts à
manger, pendant qu'il se fait servir
sous leurs yeux une table plus délica-
tement garnie ? Osera-t-il leur parler
de probité, quand tous les jours devant eux il se targue de son indélica-
tesse et de ses manques de bonne foi?
Enfin osera-t-il réprimander un débauché, quand lui-même travaille par
tous les moyens possibles à la séduc-
tion des jeunes servantes qui sont à
son service? Vous vous plaignez de
n'être plus servis comme on l'était
autrefois, vous dites qu'il n'y a plus
chez les domestiques la même probité, ni le même dévouement. Leur
conduite n'est qu'une conséquence
de la vôtre, car vous n'êtes pas ce
qu'étaient vos aïeux. Quoique réduit
à vendre son travail pour vivre, l'ouvrier est-il moins homme pour cela?

Sa santé, que vous compromettez par une alimention grossière, n'est-elle pas aux yeux de la société aussi précieuse que la vôtre? En froissant par votre ridicule insolence le peu de générosité ou de délicatesse dont ces gens peuvent encore être capables, espérez-vous faire naître en eux cette amitié, ce dévouement que vous demandez? Non certes! Soyez bon maître, et vous courrez les chances d'avoir de bons serviteurs. Ils ne sont pas tellement pervertis qu'on ne puisse les ramener à toutes les vertus sociales qui procurent la santé et le bonheur. L'expérience avait déjà convaincu les ouvriers de M. de Fosseuil qu'une vie frugale et honnête leur était plus salutaire et plus profitable qu'une vie déréglée ; et ils y étaient tellement habitués que l'on aurait eu peut-être autant de peine à leur faire quitter cette bonne voie qu'on en avait eu à la leur faire prendre.

Comme nous regagnions le château de Tachainville, je dis à M. Sophon :

— Je crois qu'il serait difficile de trouver un homme plus heureux que l'est M. de Fosseuil ; c'est un roi bien-aimé, gouvernant des sujets pleins de reconnaissance.

— Sa position est en effet digne d'envie ; mais il la mérite, car ce n'est pas sans efforts qu'il se l'est créée. Lorsqu'il épousa ma fille, ce jeune homme fort bon et d'un excellent caractère ne savait point s'occuper. Le voyant continuellement désœuvré, au près de mon enfant qui avait des habitudes de travail, je sondai ses goûts. Voyant que la culture lui plaisait, je lui proposais cette honorable industrie, dans le but de le distraire. Par des études théoriques et pratiques sur l'agriculture, il est arrivé à être un des plus habiles dans cette profession. Membre du conseil-général, il serait

même député, s'il eût voulu se charger de cette importante mission ; mais
il ne veut l'accepter que lorsqu'il
aura plus d'âge et plus de connaissances spéciales sur tout ce qui peut contribuer au bonheur de ses semblables.
A la tête de son exploitation, mon fils
est tellement heureux qu'il ne voudrait pour beaucoup changer sa position. Il sent lui-même que cet exercice, cette occupation de tous les
jours lui est favorable, et sa santé autrefois faible et se dérangeant pour la
moindre cause est aujourd'hui dans un
excellent état.

CHAPITRE VI.

Le lendemain de cette agréable promenade, le temps était devenu tout-à-coup brumeux, notre rendez-vous accoutumé ne fut pas possible. J'allai joindre dans son cabinet M. Sophon que je trouvai travaillant.

— Il faut que l'exercice soit nécessaire pour l'entretien de la santé, car je ne vous vois pas un seul instant inactif, lui dis-je, en l'abordant.

— L'exercice, mon ami, est tellement indispensable que sans lui, je crois toute bonne santé impossible. Quelque sobre et bien entendu que puisse être votre régime, s'il n'est pas secondé par un travail quelconque, ne vous attendez pas à toujours vous

bien porter. Si la nature vous a donné
des bras et des jambes, c'est pour
vous en servir : les laisser dans l'inaction, c'est agir contrairement à ses
vues. Si nous savions tirer parti des
puissances musculaires que cette
bonne mère a si habilement combinées
en nous, nous serions peut-être de
tous les animaux, les plus forts, les
plus souples et les plus légers, comme
les plus intelligents. Autant l'exercice,
le travail stimulent et fortifient notre
corps, autant l'oisiveté l'engourdit
et l'affaiblit. Comparez la force, la
vigueur de l'homme qui travaille
avec celle du citadin qui passe une
vie molle et efféminée sur des siéges
moelleux. L'un est l'homme fort et
vrai de la nature, l'autre n'est, en
vérité, passez-moi l'expression, que
sa caricature. Quelle richesse de vie
chez le premier! Quelle pâleur maladive chez le second! Non-seulement

le travail en endurcissant le corps le rend moins impressionnable aux intempéries des saisons et par conséquent le met à l'abri d'une foule d'indispositions dont les vicissitudes atmosphériques sont la cause, mais il contribue encore au développement de ses formes et à en faire ressortir toute la beauté. Pendant que le corps se perfectionne pour ainsi dire sous l'influence d'un exercice habilement dirigé, les organes intérieurs n'en fonctionnent que mieux. La circulation des vaisseaux capillaires et les différentes secrétions deviennent plus actives ; mais les organes qui s'en trouvent le plus favorisés sont certainement les organes digestifs. L'homme faisant à chaque instant des pertes de toute nature éprouve aussi à toute heure le besoin de les réparer, et notre vie, sous le rapport animal, n'est en quelque sorte qu'une perte

et qu'une réparation continuelles.
L'homme qui travaille beaucoup et
dont la nourriture est insuffisante ou
malsaine, épuise, amaigrit sa constitution et tombe dans la souffrance.
L'homme au contraire qui se nourrit
abondamment et qui reste oisif, sur-
charge son corps de nutrition et
tombe dans un excès d'embonpoint
aussi déplorable que la souffrance
même. Pour l'entretien parfait de
votre santé, il faut donc qu'il y ait
équilibre entre les pertes et les répa-
rations. Quoiqu'ayant toujours joui
de toutes les aisances que donne la
fortune, j'ai constamment mené une
vie active, laborieuse, et bien que je
sois octogénaire, je travaille tous les
jours ; car si je passais mon temps
dans l'inaction mes organes s'engour-
diraient et je n'aurais plus cette vigueur, cette belle santé que je suis si
heureux de posséder. Il est des

hommes qui, après avoir travaillé
jusqu'à un certain âge, se plongent
tout-à-coup dans l'oisiveté la plus
complète, et pleins de mépris pour le
travail, ne s'occupent plus qu'à manger, à boire et à dormir. Ah! mon
ami, quelle que soit votre position
sociale, quelle que soit la longueur
de votre carrière, ayez toujours l'oisiveté en horreur comme une source
de vices et de maux! Estimez le travail, il protége la santé, il étouffe les
passions et fait germer les vertus. Au
travail corporel, joignez, si vous le
pouvez, le travail intellectuel ; c'est
l'échelle avec laquelle l'homme s'é-
lève vers Dieu, cette intelligence sans
borne et sans limite. Le travail intellectuel, c'est la chose qui ennoblit,
qui perfectionne l'homme. Tous les
matins je nourris mon esprit de lectures agréables et instructives. Le
jour, quand je n'ai pas de prome-

nades, de courses à faire, je cultive
mon jardin ou je fais de la menuiserie.
Je tiens tous les jours mon corps en
activité et quand viendra le temps où
ma machine usée ne fonctionnera
plus qu'avec peine, alors je me repo-
serai ; mais quand viendra l'heure
d'un repos absolu, l'heure de ma mort
ne sera pas éloignée. »

Combien étaient vraies les paroles
de ce bon vieillard ! Oui, sans exercice, sans travail, il n'est pas de santé
possible. L'oisiveté ronge la santé aussi
sûrement que les excès. Si ma guérison s'était opérée si promptement, les
exercices variés que je prenais chaque
jour n'y avaient pas peu contribué.
Que de constitutions délicates, toujours souffrantes, guériraient, si, au
lieu de se condamner à cette inaction
mortelle, elles se livraient en plein
air sous l'influence d'un soleil bienfaisant à un agréable exercice ! Comme

ce teint pâle, fatigué, reprendrait vite
sa fraîcheur! comme ce corps, ces
membres indolents, amaigris repren-
draient leur vivacité et ce degré d'embonpoint qui donne aux formes hu-
maines ces contours si gracieux !
comme cette poitrine étroite, rentrée
qui n'a que des saillies osseuses pour
appas, se développerait et s'embel-
lirait! Aimable dame, vous souffrez
et vous ne faites rien pour vous soulager! Vous demandez sans cesse à
une médecine impuissante des secours
qu'elle ne peut vous donner. Votre
docteur devrait suspendre ses prescriptions ridicules qui vous rendent esclave. Il ne fait qu'augmenter vos ma-
laises et vos inquiétudes par ses vains
efforts à vous guérir d'un mal qui
n'est peut-être que dans votre imagination. Comment se fait-il que tenant
tant à la vie, vous fassiez si peu de
chose pour la conserver? Cessez de

vous abreuver de ce fort café qui vous brûle le sang et travaille vos nerfs déjà trop surexcités. Déshabituez-vous de ce thé dont vous usez à chaque instant pour aider, dites-vous, une digestion paresseuse. Ne mangez plus de ces mets apprêtés avec tant d'art et de perfidie dont le mélange vous fatigue et vous nourrit mal. Au lieu de passer votre temps sur un moelleux canapé, n'osant marcher parce que vos jambes sont faibles et qu'il vous semble qu'au moindre mouvement votre cœur palpite, sortez de votre chambre, allez respirer au milieu de votre parc cet air pur et embaumé et ne craignez point d'exposer votre visage à l'influence de ce beau soleil qui féconde et vivifie tout. Devez-vous, parce que vous êtes riche, souffrir plus souvent que le pauvre, vous qui devriez au contraire ne jamais ressentir le plus petit mal, puisque votre fortune vous met à l'abri d'une foule de privations ? Remplacez ces mets chauds et brûlants par une nourriture substantielle et frugale. Marchez, remuez-vous, et ces mille petites douleurs nerveuses, rhumatismales, etc., disparaîtront ; vos belles formes, détruites par cet état de souffrance habituelle, renaîtront, et cette pâleur qui m'afflige, se colorera du vermillon de la santé.

CHAPITRE VII.

Le fils aîné de M. Sophon était, je l'ai déjà dit, passionné pour l'étude de la botanique. Comme il faisait de fréquentes excursions dans les environs, je l'accompagnais souvent dans ses herborisations. Un jour, par une belle journée du mois de mai, alors que la végétation printanière est dans toute sa beauté, nous nous mîmes en route. Devant faire plusieurs lieues, nous déjeûnâmes plus copieusement que de coutume. Après avoir parcouru des bois, des plaines, des coteaux, un peu fatigués, nous nous étendîmes au soleil sur un tapis de mousse.

—Comme la nature est belle, dis-je à Alexandre, quel bienfaisant soleil !

comme ses rayons semblent se com-
plaire à dorer tous les feuillages qui
nous entourent ! que l'air que nous res-
pirons est tiède, suave et parfumé !
quel bien-être il vous fait éprouver !

— Si l'homme savait s'emparer,
me répondit Alexandre, de toutes
les jouissances que Dieu a jetées autour de lui avec tant de profusion,
la sérénité de son âme ne serait jamais troublée par les idées de tristesse
ou de mélancolie qu'engendrent le
désœuvrement et l'ennui. Celui qui
est poussé par le besoin trouve dans
son travail obligé de continuelles
distractions, et si les heures passent
vite pour celui qui sait les employer,
en revanche elles s'écoulent avec une
effrayante lenteur aux yeux de celui
qui reste inactif. Je remercie tous les
jours mon respectable grand-père
d'avoir su m'inspirer de bonne heure
le goût de l'histoire naturelle. Enfant,

5

je courais à la recherche des papillons,
et ce qui ne fut d'abord qu'un motif
de promenades, de courses dans les
champs, devint peu à peu pour moi
un sujet d'études sérieuses. Quand
j'eus quelques notions sur l'entomo-
logie, j'en voulus avoir sur la botanique et tous les jours je trouve dans
l'examen des produits de la nature
une source intarissable de joie et de
bonheur. Cette science aimable anime
tout sous mes pas; si je m'égare un
instant dans la plaine, à la vue de
toutes ces plantes si variées, épanouis-
sant à l'envi leur corolle, imprégnant
l'air de la suavité de leur parfum, je
me sens saisi d'une de ces joies pures,
délicieuses, enivrantes jusqu'aux larmes; d'une de ces joies enfin que
toute créature intelligente éprouve en
contemplant les merveilles de la création.

— Heureux jeune homme, me

disais-je, au milieu des bois, des champs, il sait trouver des plaisirs plus vifs, plus durables que ceux qu'il rencontrerait dans les villes, et ceux-là, loin de nuire à sa santé, ne font que la fortifier.

Le lendemain, selon mon habitude, j'allai rejoindre M. Sophon, qui déjà se promenait et contemplait les beautés du soleil levant.

— Comme l'air est vif et frais, lui dis-je en le saluant; quelle sensation de bien-être on éprouve en le respirant !

— La pureté de l'atmosphère, me dit M. Sophon, jointe à une alimentation saine, à un exercice modéré, à une habitation salubre, voilà, je crois, les quatre choses de nécessité indispensable pour le bien de notre santé. C'est l'air surtout qui entretient en nous cette chaleur vitale, ce feu sacré que le génie de l'homme n'a pu

encore saisir, et ce fluide, soutien
puissant de tout ce qui vit, nous est
d'autant plus salutaire qu'il est dégagé de toute émanation putride. Je
vais, mon ami, vous en donner un
exemple frappant. Voyez quel changement subit s'opère dans la santé de
ces vigoureux Savoyards, lorsque,
quittant leurs montagnes, ils viennent
s'enfermer dans les quartiers fangeux
et étroits de la grande ville de Paris.
A peine y sont-ils installés, qu'ils sont
attaqués par des fièvres putrides auxquelles ils succombent presque toujours, ou s'ils ne sont pas victimes de
ces maladies, vous voyez bientôt leur
robusticité primitive dépérir et faire
place à la langueur signe précurseur
de lésions qui s'organisent. Au lieu
de soumettre ces malheureux à un
traitement médical, il faudrait qu'il
fût possible de les ramener avec la
rapidité de l'éclair dans leur pays na-

tal et le bon air qu'ils y retrouveraient serait pour eux, je crois, le remède le plus puissant. Comme les différentes positions de notre vie sont indépendantes de notre volonté, si quelque jour des circonstances imprévues vous forcent d'habiter une grande ville, choisissez alors un quartier où l'air et le soleil pénètrent largement. Si plus tard vous prenez une compagne et que vous vouliez lui conserver la santé, gardez-vous de lui laisser suivre l'exemple pernicieux de ces dames qui passent leur vie dans un salon, appréhendant d'exposer leur visage au contact de ce fluide bienfaisant, et qui ne font jamais un pas au dehors sans avoir la figure soigneusement enveloppée d'un voile. Que résulte-t-il de cette habitude ridicule? C'est que leur peau blanche privée de cet excitant naturel s'étiole, s'amollit et chez elles toute trace de

fraîcheur disparaît par leur faute.
Elles aiment mieux demander à l'industrie ce teint rosé qu'elles envient
et que la nature est toute disposée à
leur prodiguer. Vous voyez, mon ami,
dans la belle fraîcheur de mes petites-
filles les excellents résultats des conseils que j'ai pu leur donner à ce sujet. Tous les jours, lorsque le temps
le permet, elles font une longue promenade soit dans le parc, soit en dehors de ma propriété. Si elles portent
des voiles, c'est plutôt comme un objet
de luxe ou de toilette, car elles ne les
abaissent sur leur visage que pour garantir leurs yeux de la poussière sou-
levée par le vent. Habituées de bonne
heure au contact d'un air chaud,
froid ou humide, leur santé ne souffre
jamais des variations de la température. Leur peau fine et blanche est
légèrement colorée par cette teinte
vermeille signe caractéristique d'une

bonne santé, et madame Sophon, mon épouse, malgré son grand âge, jouit presque de la vigueur de l'âge viril.

Pourquoi, me dis-je, ces femmes de noble race, la plupart si riches, si spirituelles n'ont-elles pas toujours cette brillante santé? Que leur manque-t-il pour l'obtenir? Qui les empêche de se nourrir de ces aliments si naturels, de se livrer à un salutaire exercice et d'aller respirer à pleine poitrine l'air vivifiant des bois ou des champs? Quand donc foulant aux pieds d'absurdes préjugés, vivront-elles de cette vie simple qui développe les beautés du corps, conserve la santé et prolonge l'existence?

CHAPITRE VIII.

Chaque année, vers le mois de juin, M. Sophon admettait à sa table les membres du conseil municipal de Varennes, et quelques amis voisins. J'étais curieux de voir comment ce digne vieillard comprenait un festin et comment il pourrait allier ces petits détails de cuisine que nécessite un dîner d'apparat avec cette sévérité de régime qui lui était habituelle et dont il ne cessait de faire les éloges. Par ce repas auquel j'assistai, je vis qu'il était possible de se livrer de temps à autre à quelques petits excès de table sans troubler l'harmonie de nos organes. Comme ma santé était

entièrement rétablie et que mes fonctions digestives se faisaient bien, je
me comportai dans cette occasion en
loyal convive. Je n'eus point en sortant de table ces rapports désagréables, ni cette sorte d'engourdissement et de pesanteur signe ordinaire
d'une digestion laborieuse ; mais j'é-
prouvai au contraire un sentiment
de bien-être qui doublait mes forces
physiques et intellectuelles. Le soir
mon sommeil se fit un peu attendre ;
j'attribuai ce retard à l'usage inaccou-
tumé de quelques excitants que j'avais
pris ; mais cette insomnie me fut
plutôt agréable que pénible ; car mon
imagination surexcitée, après avoir
élevé mille châteaux en Espagne, se
calma peu à peu et je reposai tran-
quillement. Le lendemain, je me levai
sans éprouver cette lassitude générale,
ces rapports nidoreux, ce dégoût que
je ressentais autrefois quand j'assis-

5.

tais à quelques dîners où se trouvaient
les mélanges perfides dont M. Sophon
m'avait fait entrevoir le danger.
Moins matineux que de coutume,
j'allai trouver mon respectable am-
phytrion qui me prenant la main,
me demanda si j'avais bien dormi.

— Parfaitement, lui répondis-je,
et je ne doute pas que votre sommeil
ait été aussi paisible que le mien.

— Bien que j'aie fait hier un petit
extra, ma santé pour cela n'a point
souffert et il a dû en être ainsi pour
celle de tous les autres convives. Je
serais vivement contrarié, je l'avoue,
si les personnes que j'invite à ma table
se retiraient indisposées par suite des
mauvais aliments qu'elles y auraient
mangés ; je me considérerais comme
un hôte dangereux. Quoique le dîner
d'hier ait été plus copieusement servi
que de coutume, vous avez vu, mon
ami, que je suis resté fidèle à mes

principes. A côté de viandes saines, de légumes choisis, vous n'avez point vu sur ma table de ces ragoûts particuliers qui sont autant d'objets apprêtés par l'art pour renouveler les sensations du convive, mais dont le mélange ne manque jamais de fatiguer l'estomac. Ma cuisinière, sortie d'une autre école, s'est attachée à nous présenter les viandes avec tout leur jus et toute leur saveur. Les rôtis entremêlés de légumes féculents exhalaient cet arôme qui réjouit l'odorat. Au dessert, je n'ai mis à votre disposition que des fruits secs et des petits gâteaux faits d'une pâte friable et très-digestive. Un tel dîner ne laisse jamais de traces fâcheuses, car confondez tous ces mets les uns avec les autres, et vous aurez un mélange qui réunira le goût de chacun en particulier, mais qui n'en sera pas moins agréable et moins sain. L'estomac élaborant toutes ces viandes qui portent en elles leur principe excitant naturel, il en résulte un chyle doux, tonique et qui a toutes les conditions voulues pour porter l'excitation et la force aux autres organes. Mon ami, j'aime les plaisirs de la table, mais seulement quand je sais qu'ils ne sont nullement préjudiciables à ma santé. Je prends plaisir à savourer une viande exquise, à déguster un bon vin, mais tout cela avec modération. Dans un festin, je m'éloigne un peu de mes habitudes de sobriété, mais jamais au point de m'oublier. J'aime la table, parce que c'est autour d'elle qu'on rassemble ceux qu'on affectionne ; c'est autour d'elle que se font ces épanchements d'une franche amitié et qu'ont lieu ces conversations vives et gaies qui vous attachent à la vie et qui vous rendent heureux un instant. Je ne partage point la manière de vivre de ces hommes qui ne voient dans un dîner que leur assiette et le nombre des plats ; pour qui l'action de manger est un véritable travail, et qui ne sont impressionnés que par la quantité des mets qu'on leur sert. En eux vous n'avez point de convive, mais des gourmands qui viennent chez vous se mettre un moment à l'engrais. Au lieu de cette eau dont je me plaisais il y a quelques jours à vous préconiser les avantages, nous avons vidé quelques bouteilles de vin. Cette liqueur généreuse bue avec modération et à de rares intervalles est parfois, mon ami, très-salutaire en stimulant le jeu de nos organes. Si les effets du bon vin ne sont point à dédaigner, il n'en est pas de même de celui qui est de mauvaise qualité. Vous savez comme moi, avec quelle adresse perfide on est parvenu à l'aide de substances chimiques à falsifier

cette boisson. Prenez donc garde
d'être trompé et de verser à un ami
qui se confie à vous un liquide dangereux, au lieu d'un liquide salutaire.
Nous avons à notre disposition une
grande variété de vins, les uns rouges,
les autres blancs plus alcoolisés ou
plus sucrés les uns que les autres.
Quel est celui qu'on doit préférer?
C'est une question à laquelle il m'est
difficile de répondre; car tout cela
dépend un peu du goût de chacun.
L'un choisira un petit vin paillet,
l'autre un vin de Bourgogne. Celui-ci
donnera sa préférence à un crû de
Bordeaux, celui-là à une variété du
midi. Quoi qu'il en soit, un vin est
d'autant meilleur, plus léger, plus
tonique qu'il est plus vieux. Le vin
nouveau quoiqu'il soit de bonne qualité est dur et d'une digestion moins
facile. Pour être potable, il doit au
moins avoir deux ans. En vieillissant,

le vin perd de son alcool, et acquiert
des qualités supérieures. Le bouquet
qu'il renferme domine et par cela
même le vin est beaucoup plus agréable au goût.

— Quelles sont les viandes, lui dis-
je, que vous considérez comme les
plus convenables pour notre santé ?

— Mon ami, la viande de presque
tous les animaux peut être mangée
par l'homme sans inconvénient, mais
ses recherches gastronomiques lui ont
fait préférer tel animal à cause de la
tendreté de sa chair, de sa saveur
agréable ; celui-là n'a souvent d'autre
mérite à ses yeux que par sa rareté.
Mais, en général, les viandes les meilleures, les plus nourrissantes sont
celles des animaux faits, c'est-à-dire
qui sont arrivées au degré convenable
de maturité. Ainsi celle du veau est
moins tonique que celle du bœuf;
celle du jeune agneau moins succu-

lente que la chair du mouton. Ces viandes n'ayant pas encore eu le temps de se charger d'osmazôme qui est le principe aromatique et tonique de la chair des animaux, sont plus molles, plus gélatineuses et par cela même, moins nourrissantes. En général aussi la viande des animaux est d'autant meilleure qu'ils ont vécu en liberté et qu'ils ont pu prendre en abondance une nourriture qui leur convenait. Un poulet engraissé avec force ne vaut pas le poulet abandonné à lui-même dans la cour du cultivateur ; l'un constitue un mets délicat, l'autre au contraire fournit un aliment indigeste, huileux et sans saveur. Les viandes dont nous faisons le plus fréquemment usage, sont celles du bœuf, du mouton, du cochon, du veau, du chevreuil, du lièvre et du lapin ; mais il en est beaucoup d'autres encore qui sont dédaignées par les uns et goûtées par les autres, telles que celles du renard, de la fouine, du chat, du loutre, du hérisson, de l'écureuil, du cheval qui sont tout aussi saines et aussi nourrissantes que celles dont nous faisons un usage journalier, mais que certains préjugés tiennent éloignées de nos tables. Vous voyez que le nombre des bêtes qui sert à notre nourriture est très-grand et que l'homme peut chaque jour en varier l'espèce.

— Mais serait-il prudent pour la santé de se nourrir exclusivement de viandes?

— L'expérience en a démontré le danger; la chair des animaux adultes surtout fournit une alimentation éminemment nutritive; les principes qui entrent dans sa composition s'assimilent parfaitement à notre organisation, et leur digestion très-facile procure aux vaisseaux chylifères une

quantité notable de sucs réparateurs.
Cette nourriture essentiellement tonique, rend le sang plus riche, porte
l'excitation dans tous les organes et
développe en nous beaucoup de chaleur. Il est donc nécessaire de modérer ce régime par un autre qui soit
plus doux, si l'on ne veut point
surcharger son corps d'une graisse
inutile, ou devenir victime d'une
foule d'inflammations provoquées par
cette alimentation trop substantielle.
Les végétaux et le poisson nous procurent cette douce nourriture qui
peut contrebalancer le mauvais effet
d'une nourriture trop forte. Je ne
m'arrêterai point, mon ami, à vous
faire l'histoire de tous les végétaux
potagers et de tous les poissons dont
le nombre est infini. Si tel légume
ou tel poisson considéré comme indigeste par un individu l'était unanime-
ment par tous, je me ferais un devoir

de vous indiquer ceux qu'il faut choisir ou rejeter ; pourtant, quant aux poissons, je dois vous dire que la chair trop huileuse de quelques-uns d'entre eux, comme celle de l'anguille, est indigeste, qu'elle fatigue beaucoup l'estomac et qu'on ne peut la manger sans inconvénient, qu'autant qu'elle a été purgée par un mode particulier de cuisson de l'huile dont elle imprégnée. Les œufs de quelques autres poissons, tels que le barbeau, le brochet, doivent être rejetés comme dangereux. La moule dans certaines saisons agit sur nous à la manière des poisons, et les accidents graves qu'elle détermine parfois doivent nous rendre prudents sur l'usage de ce mollusque.

— Vous blâmez, et avec raison sans doute, les diverses préparations que l'on fait subir aux mets avant de les servir sur nos tables. Quel assaisonnement jugez-vous convenable d'em-

ployer pour qu'ils nous soient pro-
fitables ?

L'assaisonnement le plus sain est
celui qui est le plus simple et le
moins étudié. Les viandes doivent
toujours être mangées, je vous le
répète, bouillies, rôties ou cuites dans
leur jus. Si vous voulez donner aux
viandes, ou aux légumes, ou au poisson d'autres assaisonnements, veillez
toujours à ce que le beurre qui doit y
entrer soit bien frais. Proscrivez de
votre cuisine toutes ces sauces noires,
encrassantes, toute sauce au beurre
roussi, toute friture, tout ragoût où
entrent des mélanges sans fin, qui
pourront flatter votre goût, mais qui
nuiront infailliblement à votre estomac. Que vos mets soient arrangés
avec perfection, mais sans recherche.
Malheur à vous, mon ami, si ce sont
eux qui doivent provoquer votre appétit; car alors vous ne mangez plus

par besoin, mais par sensualité, et
quand l'organisation en est arrivée à
cette sorte d'engourdissement, la souffrance n'est pas éloignée. Menez une
vie active et frugale, rarement la
maladie viendra vous surprendre.

Comme la matinée ce jour-là était
belle et chaude, on alla déjeûner dans
le parc. M. Sophon avait fait construire, sur le versant du côteau, au
milieu d'un massif d'arbustes, une
élégante chaumière où dans les beaux
jours de l'été la famille se donnait
souvent rendez-vous pour quelques
collations. Les fraises, les cerises, les
groseilles, les framboises qui commençaient à mûrir, firent les frais de
ce festin champêtre. Ce repas léger
et rafraîchissant convenait parfaitement le lendemain d'un dîner de
cérémonie et pouvait pallier les effets
de l'échauffement qu'il avait pu occasionner. Contre l'habitude, ayant

remarqué que le pain qu'on y mangea
était presque tendre, je demandai à
M. Sophon si c'était ainsi qu'il devait
être pour bien s'allier avec les fruits.

— Le pain trop frais, me répondit-
il, n'est pas plus sain servi avec des
fruits qu'avec toute autre chose ; mais
par cela seul que nous en mangeons
rarement, il devient une espèce de
régal pour mes enfants. Le pain rassis
se broyant plus facilement doit toujours être préféré. Le pain tendre au
contraire se pelotonne, s'imbibe mal
de salive et, attaqué difficilement par
les sucs gastriques, il est pesant et occasionne quelquefois des indigestions.
Le pain doit être mangé au plus tôt
le lendemain de sa cuisson. Comme
il est l'aliment dont on use le plus
souvent et le plus abondamment, il
est d'une grande importance qu'il soit
d'une bonne qualité et que toutes les
précautions soient prises pour que

tout ce qui sert à sa manutention ne
tourne point à notre préjudice. Le blé
est de tous les grains celui qui fournit
la plus belle farine, par conséquent
le meilleur pain. L'orge, l'avoine, le
seigle, le sarrazin, le maïs broyés sé-
parément ou mêlés au blé donnent
aussi de la farine ; mais comme elle
est moins blanche et moins glutineuse,
il en résulte un pain plus noir, plus
lourd et moins nourrissant. La substance que l'on doit éviter de mêler
avec ces différentes sortes de céréales,
c'est l'ergot, production résultant
d'une maladie qui affecte spéciale-
ment le seigle. Prise en certaine
quantité, cette végétation amène une
maladie grave qu'on a désignée sous
le nom d'ergotisme.

— Tous les fruits que nous avons
mangés, dis-je à M. Sophon, peuvent-
ils être considérés comme sains ?

— Tous les fruits, mon ami, le sont

généralement : ils nous procurent une agréable alimentation ; mais ils sont d'autant meilleurs qu'ils sont très-mûrs, parenchymateux et sucrés.

— Quelques personnes considèrent les fraises, le melon et plusieurs autres végétaux comme des substances dont l'usage peut occasionner quelques indispositions?

— Je le crois, mais je dois vous dire dans quelles circonstances : si vous mangez ces fruits après un dîner copieux, comme on a la mauvaise habitude de le faire, je ne vous réponds pas des effets indigestes qu'ils pourront amener ; car vous faites un mélange de choses qui se contrarient ; mais si vous les mangez, comme nous venons de le faire, rarement vous en serez incommodé. On dit que ces fruits indisposent, parce qu'ils sont froids ou aqueux ; je ne comprends pas ces mots-là. Ils indisposent parce qu'ils recèlent une sorte de parfum qui a certainement pour effet de contrarier les forces de l'estomac. Aspirez quelque temps l'odeur qui s'échappe des fraises ou de la chair du melon et vous vous apercevrez bien vite que cette odeur a quelque chose d'enivrant, d'asphyxiant. Ce n'est donc point à leur prétendue froideur ou aquosité que ces fruits doivent d'être quelquefois malfaisants, mais à un principe qui agit comme poison sur quelques faibles estomacs. Laissez donc à d'autres, mon ami, l'imprudent usage de ces aliments prétendus froids et aqueux, après des aliments chauds et toniques. Mangez des fruits avec des fruits et, ces mélanges ne se contrariant nullement, vous n'aurez point d'indisposition à craindre. Si quelques fruits font mal, c'est qu'ils sont mangés incomplètement mûrs, dans des

6

conditions défavorables ou en trop grande quantité.

— Dans l'action de manger, ne doit-on pas observer certaines règles ?

— Oui, mon ami, un grand nombre de douleurs de l'estomac sont souvent le résultat d'une mastication incomplète. Lorsque vous êtes à table, prenez votre temps, faites en sorte que vos aliments soient bien broyés ; car en avalant le pain ou la viande à moitié mâchés, vous obligez l'estomac à faire la besogne des dents et vous fatiguez un organe que vous avez intérêt à ménager. Prenez donc votre temps pour satisfaire votre appétit. Beaucoup de personnes font leur repas sans boire ; c'est une grande imprudence qui tôt ou tard amène des accidents. Buvez convenablement trois verres de liquide au moins, et vos aliments bien mouillés n'en seront que plus facilement digérés. »

CHAPITRE IX.

Désirant revoir Varennes plus en détail et voulant m'initier aux mœurs de ce village modèle, je profitai d'un beau jour et dès le matin je partis. Inconnu dans ce pays, je pus, sous une foule de prétextes, pénétrer dans l'intérieur des maisons et adresser toutes les questions qui pouvaient satisfaire ma curiosité. Une des chaumières de Varennes attirant surtout mon attention par sa gentillesse et par sa propreté extérieure, je me décidai à y entrer. Je ne trouvai qu'une femme qui mettait la dernière main aux arrangements du ménage. C'était une de ces grosses et fraîches paysannes à santé vigoureuse et dont la figure joyeuse et la mise proprette m'engagèrent à demeurer un instant chez elle.

— Madame, lui dis-je, je suis un voyageur ; j'ai besoin : seriez-vous assez bonne pour me procurer quelques aliments ?

— Avec plaisir, Monsieur, mais ma maison n'étant point une auberge, je n'aurai à vous offrir que fort peu de chose.

— La faim me fera trouver bon tout ce qu'il vous plaira de me donner.

— Nous avons des œufs et un peu de porc salé. »

Je donnai ma préférence aux œufs. Pendant que cette femme se disposait à les faire cuire, j'examinai l'intérieur de l'habitation où une modeste aisance se laissait entrevoir. Un grand lit en bois de chêne, qu'abritaient des rideaux de toile à carreaux bleus sou-

tenus par une flèche, occupait une
des encoignures de la maison. Au
pied de ce lit se dressait une grande
armoire ; en face la cheminée, je remarquai un buffet à dressoir garni
d'assiettes peintes ; enfin une huche
qui longeait la croisée complétait
l'ameublement principal de la famille.
Tous ces meubles frottés avec soin,
auraient défié le plus brillant vernis.
Derrière la porte d'entrée était placée
la dalle portant deux seaux à cercles
brillants, l'un pour le service de la
laiterie, l'autre pour celui de la
maison. Au - dessus de cette dalle
étaient appendus quelques instruments
de cuisine à l'usage de la campagne
et dont le fond brillait comme des
plats d'argent. Au milieu de la chambre était une table longue avec ses
deux bancs et par-ci par-là quelques
chaises. Près du lit, à côté de là cheminée dont le manteau avait pour

garniture une vierge en plâtre et deux chandeliers de cuivre, était fixée l'horloge. Enfin deux petits rideaux de calicot drapés à la croisée, dérobaient aux passants les scènes de l'intérieur.

— Vous avez, madame, une charmante habitation qui doit être la seule de ce genre dans le pays?

— Oh! non, Monsieur, à part deux ou trois, elles sont presque toutes comme celle-ci.

— Aussi propres, aussi gentilles?

— Sans doute, Monsieur.

— Ce pays est donc riche, aisé?

— Pas plus qu'un autre; mais petit à petit, comme on dit, l'oiseau fait son nid. Si vous aviez vu Varennes, il y a vingt ans, vous ne l'auriez pas trouvé si beau. Depuis, chacun a senti le besoin d'avoir une demeure propre, commode et saine. Du temps de mon père, le sol de cette maison, au lieu d'être exhaussé, pavé, était un bouge tout encavé, froid, humide, qu'on ne pouvait jamais tenir propre, et je vous demande à combien de maladies n'était-on pas exposé, dans un lieu qui avait toute l'apparence d'une cave. Aussi mon pauvre père avait-il souvent des fluxions de poitrine, des rhumatismes, et je me rappelle que lorsque j'étais petite, j'avais souvent mal aux dents et des grosseurs autour du cou.

— Depuis que votre maison est assainie, vous n'êtes plus exposée à contracter ces sortes de maladies ?

— Certainement, Monsieur, aussi il n'y a jamais beaucoup de maladies dans notre pays, chacun y prend garde. Puis, voyez-vous, Monsieur, ce qui occasionne encore bien souvent des dérangements dans la santé, ce sont les excès, la manière de vivre ; et grâce aux conseils qui nous sont donnés chaque jour par notre maire et notre curé, nous savons là-dessus à quoi nous en tenir.

— Ah ! vous trouvez dans votre maire et dans votre curé des hommes qui vous conseillent et vous apprennent à vivre convenablement?

— Oui, Monsieur, et depuis qu'ils sont à Varennes, ils nous ont rendu de grands services, surtout à nos hommes. Avant l'arrivée de ces bons messieurs, nos maris buvaient plus qu'ils ne devaient et dépensaient en peu de temps au cabaret le fruit de huit jours de travail. Le ménage privé d'argent était dans la gêne et vivait de privations. M. le curé, par ses excellentes prédications, leur a fait comprendre que, pour être véritablement heureux dans cette vie, il fallait s'y prendre autrement. Peu à peu il est parvenu à leur faire goûter la sagesse de ses raisonnements et nos maris aujourd'hui sont si sobres de

vin, qu'il n'y a plus qu'un cabaret
dans Varennes, au lieu de quatre qui
y étaient autrefois, et encore est-il établi plutôt pour les étrangers que pour
les gens du pays. L'argent n'étant plus
dépensé follement à satisfaire la passion du chef de la famille est rentré
au ménage, il y a fructifié, il a ramené
l'aisance où la misère commencait à
se faire sentir. On nous a fait comprendre l'importance du travail, de
l'économie, de la sobriété, de la propreté et toutes ces explications données avec une bonté toute paternelle
nous ont paru si sensées, si naturelles,
que chacun s'est demandé pourquoi il
n'y avait pas songé plus tôt; cette vie
régulière a amené dans chaque ménage sinon la richesse, au moins l'aisance. Quand une fois les excès ont
été détruits, notre maire nous a fait
connaître comment il fallait vivre
pour conserver sa bonne santé; il nous

6.

a montré comment une maison devait
être bâtie pour être saine ; comme il
n'en coûtait pas d'avantage pour la
disposer à sa volonté, chacun l'a
écouté. Enfin quand il nous eut appris que presque toutes nos maladies provenaient de ce que nous ne
savions pas vivre convenablement,
on s'est conformé au régime qu'il conseillait de suivre et dès ce moment
nous avons pris l'habitude de ne plus
faire de mélanges, de n'avoir pour
notre repas qu'un plat abondant et
sainement préparé, de rejeter ces mauvaises boissons fermentées dont nous
usions et de ne boire que de l'eau.
Nous avons pris aussi l'habitude de
travailler, non avec la fougue du cheval, mais avec la lenteur et la persé-
vérance du bœuf ; de ne point prodiguer les choses acquises, afin d'avoir
toujours quelques ressources en cas de
malheur. Chaque fois qu'il vient nous

voir, il nous renouvelle ces bons conseils que nous nous faisons un devoir
de mettre en pratique, parce que nous
voyons qu'ils tendent à faire prospé-
rer nos intérêts ; aussi jamais Varennes n'a été plus heureux que depuis
son administration.

— Quel est donc ce maire qui comprend si bien l'importance de ses fonctions ?

— Il se nomme M. Sophon ; ah !
Monsieur, je ne suis pas assez habile
pour vous dépeindre cet excellent
homme ; mais le bon Dieu habiterait
parmi nous qu'il ne nous ferait pas
plus de bien. Quand on pense, Monsieur, que depuis qu'il est maire, il
n'y a plus de malheureux dans notre
pays ; il est venu à leur secours, leur
a payé leurs dettes, leur a fait bâtir
des maisons, leur a procuré de l'ouvrage, et les fait soigner quand ils
sont malades. N'est-ce pas, Monsieur,

qu'il faudrait être bien ingrat pour ne
pas aimer de tout son cœur un homme
comme celui-là? Aussi, Dieu merci!
ce bon monsieur n'a point à se plain-
dre de nous; nous lui sommes tous
dévoués et pour ne pas lui faire de la
peine, il n'est rien que nous ne fas-
sions. »

Par ces simples détails, je vis avec
bonheur que ce digne M. Sophon
n'avait point travaillé en vain, que
ses conseils avaient rendu heureux
tout un village et qu'en retour il était
payé de la plus vive reconnaissance.
Mes œufs étant cuits, ma ménagère
étendit sur la table une nappe de
grosse toile, mais exhalant une douce
odeur d'iris; à côté d'un morceau de
pain bis, elle plaça une cruche remplie
d'une eau très-claire.

— Je vous mets de l'eau, me dit-
elle, mais si vous désirez du vin, nous
en avons.

— Non, lui dis-je, je veux suivre les conseils qui vous sont donnés. Mais à quoi vous sert alors votre vin, puisque vous n'en faites pas usage ?

— Nous en buvons, mais cela arrive fort rarement : ainsi quand Pierre, mon mari, revient des champs, qu'il est fatigué par la chaleur ou par le froid, il prend un peu de vin : M. Sophon nous a dit que bu modérément dans cette circonstance il ne pouvait que faire du bien. Si le dimanche ou un jour de fête, il nous vient un parent, un ami, eh bien ! en mangeant un morceau de porc rôti ou bouilli, nous buvons quelques demi-verres de vin à la santé de l'invité.

Quand j'eus terminé mon déjeûner, je remerciai cette excellente femme et je parcourus le village. Je ne me rassasiais pas de voir toutes ces chaumières de forme différente, mais toutes les mêmes sous le rapport de la

propreté et de la salubrité. Quand
j'eus vu le village, j'allai trouver
M. Roquefeuille ; car c'était avec lui
surtout que je voulais avoir un long
entretien. Dès qu'il me vit, il me re-
connut et je lui tendis la main qu'il
me serra affectueusement.

— Je m'étais promis de revenir visiter Varennes, et en vérité, Monsieur,
si je ne le voyais par moi-même,
je douterais des beaux résultats que
vous avez obtenus. Je considère les
Varennois comme une seule famille
qui marche à votre voix, comme des
enfants bien élevés marchent à la
voix de leur père. Soyez assez bon,
Monsieur, pour m'apprendre par quel
moyen, vous prêtre, vous êtes parvenu à rendre dociles à vos instructions des hommes que je croyais
si peu impressionnables, si attachés à leurs préjugés et à leurs passions ?

— Les détails que vous me demandez sur la marche que nous avons suivie, pour obtenir les avantages que vous avez remarqués, seront peut-être un peu longs ; mais puisque vous désirez les connaître, je me ferai un devoir de vous les communiquer. Je conviens avec vous qu'il est des hommes assez grossiers, assez pervertis, assez attachés à leurs passions pour que l'idée du bien même ne les impressionne jamais ; mais ces êtres exceptionnels, je les crois clair-semés dans la société, et soyez persuadé que la masse, le plus grand nombre se laisse facilement attendrir dès l'instant qu'on touche la corde de ses intérêts. Si le mal s'implante aisément dans le cœur de l'homme, croyez, Monsieur, qu'il en est de même du bien, quand il est habilement présenté. Lorsque j'arrivai dans ce village avec l'intention bien arrêtée d'y

faire tout le bien qui dépendrait de
moi, M. Sophon commençait à mettre
à exécution la réforme qu'il avait
projetée, réforme qui n'avait pour
but que la santé, le bien-être physique des habitants de Varennes.
Comme ses idées, sous ce rapport,
cadraient parfaitement avec les
miennes ; qu'il voulait faire des Varennois dont il était le maire, un
peuple travailleur, sobre et moral,
je m'associai à son ouvrage et le se-
condai de mes faibles facultés. Avant
de nous occuper de la moralité de nos
villageois, nous ne songeâmes qu'à
augmenter leur bien-être, persuadés
que la famille qui accepterait nos
générosités se trouverait plus tard
dans l'obligation d'écouter les conseils
qu'il nous plairait de lui donner. En
effet, quand les Varennois virent que
nous n'étions point des sectateurs
d'idées abstraites, mais que tout-à-

fait désintéressés nous voulions leur
bonheur, touchés par les sentiments
généreux dont nous étions animés, ils
ne firent aucune résistance et nous
vîmes bientôt toutes les difficultés
s'aplanir devant la réforme que nous
voulions introduire. D'ailleurs, pouvait-il en être autrement avec l'habileté, le savoir et l'humanité infati-
gable de M. Sophon? Savait-il une
famille malheureuse, il allait la visiter ; il s'enquérait des causes de sa
misère et avec cette éloquence douce
et persuasive que vous lui connaissez,
il leur signalait la cause de leur ruine ;
il leur traçait un autre plan de vie,
leur révélait une industrie qu'ils
ignoraient, et leur faisait même les
avances nécessaires. Une fois l'œuvre
commencée, il ne la quittait plus
qu'elle ne fût menée à bonne fin. Sa
charité n'est point cette charité sté-
rile, insignifiante, qui jette un peu de

monnaie à celui qui demande ; la
sienne est une de ces charités actives,
ardentes, qui ne se reposent point
qu'elles n'aient chassé la misère
d'une maison pour la remplacer par
un peu d'aisance. Pendant que cet
homme vertueux avec l'aide de sa
fortune multipliait le bien sur tous les
points du pays ; qu'il détruisait la
malpropreté, la misère, l'insalubrité ;
qu'il s'attachait en un mot à faire disparaître toutes les causes de maladies,
je travaillais de mon côté à faire
fleurir la belle morale de notre religion au milieu de ce peuple si docile
à écouter tout ce qui avait rapport à
ses intérêts. Je m'en occupai sans
relâche, et je réussis. En contemplant,
Monsieur, l'immense résultat que j'ai
obtenu, c'est alors que je compris
toute l'importance de mes fonctions et
tout le bien qu'un prêtre peut faire !
Oui, Monsieur, envisagez toutes les

professions de la société, vous n'en trouvez pas de plus noble et de plus sublime que celle de prêtre ! A peine a-t-il reçu des mains de son évêque l'autorité sacerdotale, qu'il se présente dans le monde, entouré de ce prestige, de cette vénération acquise depuis des siècles ; dégagé de tout lien de famille, auquel il a renoncé, il est seul, indépendant et ne reconnaît pour maître que Dieu. Dépositaire d'un pouvoir sacré, il devient en quelque sorte le point de communication entre le ciel et la terre. Tous les hommes sont égaux devant lui, parce qu'ils le sont tous sans distinction devant son maître. Il n'a de rapports avec eux que pour leur adresser des paroles de justice, de bonté et de charité. Trouvez-moi une profession plus sainte et plus belle lorsqu'elle est dignement remplie ! Avant d'accepter la délicate mission de prêtre, j'avais réfléchi à toute son importance et à toute sa gravité. Je savais que, placé dans un village, il devenait le père obligé de tous ses habitants, et que représentant de Dieu sur la terre, il devait s'entourer autant que possible de toutes les vertus de la divinité. C'est d'après ces principes que je me suis conduit ici. J'ai gagné l'amitié, la confiance des Varennois par mon activité à leur faire tout le bien qui dépendait de moi, par la sévérité de mes mœurs et en mettant une grande douceur dans les relations que j'avais avec eux. Je les considère, tous sans distinction, comme autant d'enfants adoptifs ; je veille sur leur santé, sur leur bien-être avec plus de zèle que s'il s'agissait de moi-même. Jaloux de les voir tous suivre la voie de l'honneur et de la probité, je ne néglige rien pour la leur montrer. Les dimanches, les jours de fêtes, quand ils sont tous réunis autour de moi pour entendre le saint office, je monte en chaire, et au lieu de tenir ce langage abstrait et mystique sur quelques points difficiles de la religion, l'Évangile en main, je commente et mets à leur portée cette belle morale de Jésus-Christ. Un jour je leur parlerai du bonheur qu'éprouvent deux époux parfaitement unis, qui s'aiment de cette amitié solide et durable qu'aucune circonstance de la vie ne doit altérer. Je leur conseille de faire prendre de bonne heure à leurs enfants des habitudes d'obéissance, de travail, de tempérance, de charité et de vertu. Un autre jour, je leur dis que le travail est nécessaire à tous, qu'il fortifie le corps, éloigne les passions et chasse la misère du logis. Une autre fois, je leur parlerai de la charité qu'il faut avoir les uns pour les autres; je leur dirai que c'est un crime, une infamie de ne pas secourir son semblable qui souffre de la faim ou du froid; que c'est une indigne méchanceté de s'entretenir des imperfections de son voisin, quand soi-même on est peut-être pire encore. Enfin je vais jusqu'à leur peindre les turpitudes de l'ivrogne qui va manger en un clin-d'œil, dans un bouge qu'on appelle cabaret, tout l'argent qu'il doit à sa famille. Je leur dévoile toutes les misères, tous les chagrins que cette ignoble passion fait éclore dans un ménage. Ces leçons, je les développe avec tout le feu, toute l'éloquence dont je suis capable et presque toujours je les appuie par des faits que je puise dans l'histoire. Je ne les fais pas longues, pour ne pas fatiguer mon auditoire, mais je les répète souvent et toujours sous des formes différentes. En semaine,

quand je n'ai pas de malades à soigner, je cultive mon jardin dont je
partage les légumes et les fruits avec
ceux qui en ont besoin. S'il survient
une querelle, une dispute entre mes
paroissiens, ministre de paix, je
m'interpose adroitement et je parviens
toujours à les ramener à de meilleures
intentions. Où il y a un vice, je me
montre et sans violence, sans secousse,
je le fais disparaître. Eh bien ! Monsieur, qu'ai-je fait par cette conduite ! J'ai puissamment aidé M. Sophon à chasser de ce pays la paresse,
l'ivrognerie et tous les maux qui sont
la conséquence inévitable de ces vils
défauts, car prêcher la morale c'est
enseigner l'hygiène, et enseigner
l'hygiène c'est apprendre la morale ;
nous avons établi à leur place, le
travail, l'aisance et nous avons fait
germer dans le cœur des Varennois
des principes d'honneur, de probité

et de religion. Il n'y a point de fanatiques ici, mais il y a des hommes essentiellement religieux par le cœur et les sentiments. Voilà, Monsieur, le bien que j'ai aidé à faire par mes paroles et par mon exemple.

— Avec quel plaisir, lui dis-je, devez-vous parcourir ce village, où vous avez introduit des mœurs si douces et si honnêtes.

— C'est pour moi, sans doute, une grande satisfaction de savoir que l'œil de Dieu peut se reposer sans courroux sur ce petit coin de la terre ; mais ce qui fait ma joie, c'est la reconnaissance que chacun nous témoigne, c'est l'affection dont nous sommes entourés. »

Conduit par un tel ecclésiastique, le village de Varennes ne pouvait manquer de se ressentir de la douce influence qu'un homme supérieur fait régner autour de lui. Sans être très-religieux, les habitants de Varennes considéraient comme un devoir la pratique des vertus sociales.

— Si vous voulez, me dit M. Roquefeuille, nous visiterons ensemble toutes les améliorations introduites par M. Sophon. »

Nous allâmes visiter l'église, qui était presque au centre du pays. Elle était d'une grande simplicité, comme le sont généralement toutes les églises de campagne ; mais sa simplicité avait quelque chose de grave qui commandait le respect et la vénération. En y entrant j'éprouvai un saisissement involontaire à la vue de cette imposante et religieuse simplicité qui convient si bien à la maison de Dieu. Point de dorure, point de luxe, point de ces objets futiles qui transforment le temple du Seigneur en un salon de bourgeois. Là, comme partout ailleurs, on avait pris des précautions

7

hygiéniques. Des paillassons couvraient le pavé et garantissaient les pieds de la fraîcheur du sol. On avait mis un soin tout particulier à fermer exactement toutes les ouvertures; et les portes et les fenêtres étaient si parfaitement closes, qu'on ne sentait d'aucune part ces vents coulis si froids et si perfides. Tout était prévu pour que les Varennois en venant chercher des consolations dans la prière, n'y trouvassent pas des causes de maladie. Devant l'église s'étendait une belle place plantée d'arbres. — « Qui donc, lui dis-je, chargez-vous de tenir cette église et ses abords avec une telle propreté?

— Ce bon entretien de nos rues étonne bien des gens qui s'imaginent que ce sont les habitants eux-mêmes qui perdent leur temps, disent-ils, à s'occuper de ce nettoyage. Il n'en est pourtant rien. Les gens chargés de cette besogne sont des pauvres payés et entretenus par la commune, et la création de cet établissement est le plus beau chef-d'œuvre philanthropique de M. Sophon. »

Comme je lui demandais quelques explications sur cette institution.

— Je ne vous en dirai rien, me dit-il, M. Sophon vous donnera là-dessus tous les détails que vous désirez ; c'est un soin que je lui laisse. »

Je n'insistai pas davantage. Comme je me disposais à me retirer, M. Roquefeuille m'engagea à partager avec lui son dîner. La conversation de cet aimable prêtre avait pour moi un si grand charme que j'acceptai son offre avec plaisir. En nous promenant dans son jardin, après notre frugal repas, j'eus encore avec ce bon prêtre une longue conversation sur différents points de morale et d'hygiène. Voyant la nuit approcher, je le quittai. Toutes

les paroles de cet homme de bien re-
venaient sans cesse à ma mémoire et
chemin faisant, je me livrais à une
foule de réflexions. Quelle belle
œuvre, me disais-je, ont accompli ces
deux mortels! Ils ont l'un et l'autre
employé leur fortune, leur intelligence,
à faire le bonheur de tout un village,
et bonheur qui repose sur des principes d'hygiène et de moralité! Quelle
douce jouissance pour ces deux bien-
faiteurs de contempler à loisir les
heureuses innovations qu'ils ont introduites et qui chaque jour se conso-
lident et s'agrandissent! Pourquoi
toutes les communes de France ne
sont-elles pas administrées avec ce
zèle et ce généreux désintéressement!
O mortels à l'âme sèche, égoïste, qui
n'amassez que pour mieux satisfaire
vos passions! qui ne voyez derrière
l'or que débauches, qu'appétits nouveaux à contenter! qui ne songez pas,

au milieu de l'abondance de toutes choses, aux besoins de vos sembla-bles !

CHAPITRE X.

Comme depuis quelque temps Alexandre et Emile m'avaient proposé une promenade à cheval, je l'acceptai ce jour-là avec plaisir. Quand nous eûmes un peu galopé, je leur demandai pourquoi nous n'étions pas partis aussitôt après le déjeûner; nous aurions pu alors, leur dis-je, pousser notre course jusqu'à la ville voisine.

— Il faut que vous sachiez, me répondit Alexandre, qu'il n'est pas prudent de monter à cheval immédiatement après avoir mangé : les secousses que la marche de votre monture imprime au corps pourraient troubler votre digestion et ces secousses sont d'autant plus funestes que vous n'avez pas l'habitude de l'équitation.

» L'exercice du cheval est salutaire lorsque vous vous y livrez à jeûn ou quelques heures après le repas ; il communique à tous les organes un ébranlement qui active leurs fonctions. Il faut aussi faire un choix parmi les chevaux que vous devez monter, car il en est, vous le savez, dont le trot est dur et insupportable, qui vous secouent d'une manière atroce et vous ramènent plus fatigué que si vous eussiez fait votre course à pied. S'il est des circonstances où l'exercice du cheval est malsain après le repas, il en est d'autres où il peut produire de bons résultats. Un homme dont les digestions sont laborieuses se trouverait bien de l'équitation, s'il se contentait d'aller au pas ; le balancement que communique le corps de l'animal activerait les forces de son estomac et

cette douce promenade pourrait opérer
chez lui d'heureux changements. C'est
uniquement pour des raisons de santé
que notre bon père a voulu que nous
fussions cavaliers. Mes sœurs savent
manier un cheval avec autant d'adresse
que nous, et si l'on cédait à leurs désirs
ce serait pour elles un plaisir de tous
les jours ; mais notre bonne mère, qui
ne voit dans ces courses que dangers,
les fait souvent renoncer à ce genre de
promenade. Ceux qui par leur profession sont obligés à chaque instant de
monter à cheval doivent manger peu,
nous a souvent dit notre grand-père. »

Je me rappelai en effet qu'avant ma
maladie ayant eu l'occasion de faire
quelques cavalcades immédiatement
après mon repas, chaque fois je m'étais
trouvé inidsposé. Éclairé sur les inconvénients et les avantages d'un si
bel exercice, j'étais tout heureux de
me sentir ferme sur ma selle et aussi

adroit à conduire mon cheval que les fils de M. Sophon. C'était avec joie que je reprenais peu à peu toutes mes anciennes distractions que je croyais perdues pour toujours. Arrivés dans une grande allée qui traversait un bois dépendant du château de Tachainville, nous mîmes nos chevaux au pas et je demandai à Alexandre s'il connaissait l'escrime.

— Oui, me dit-il en riant, mon père a voulu que nous sussions aussi nous battre. Du reste, il n'est aucun exercice gymnastique que nous ne connaissions; la boxe, la canne, la savate, le bâton même ne nous est pas plus étranger que l'épée. C'est vers l'âge de douze ans que nous avons commencé à apprendre toutes ces choses, et mon père soignait avec la même attention notre éducation physique que notre éducation morale. Ces exercices répétés chaque jour ont

7

développé en nous une certaine énergie musculaire et une grande agilité. »

En effet, les fils de M. Sophon
étaient l'un et l'autre d'une grande
force. Quand nous eûmes parcouru
l'espace de quatre lieues à peu près,
nous rentrâmes et je m'aperçus que
j'arrivais avec un appétit assez pro-
noncé. Le lendemain M. Sophon me
confirma tout ce que ses fils m'avaient
dit.

— Ces exercices habilement conduits, ajouta-t-il, modifient entièrement la constitution d'un individu.
Un enfant grêle, rachitique même,
soumis à ce genre d'amusement se
fortifierait et guérirait plus sûrement
qu'à l'aide de toute autre médication
La société dans son intérêt devrait
encourager ces exercices gymnas-
tiques et l'on verrait en plus grand
nombre, je crois, des hommes ro
bustes. Car lorsque dès le jeune âge

on s'applique à fortifier son corps,
on arrive à développer une grande
énergie musculaire. En faisant connaître à mes fils ces différents moyens
de défense, je n'ai point prétendu leur
enseigner la manière de venger une
sotte injure ; ils ne doivent s'en servir
que pour leur sûreté personnelle.
L'équitation est sans doute un exercice charmant et qui séduit bien des
personnes ; monter un superbe cour-
sier et savoir le diriger dans sa
marche rapide offre une variété de
dangers que beaucoup aiment à af-
fronter ; mais à part les chutes, les
accidents qu'on ne peut pas prévoir,
il en est d'autres que je dois vous
faire connaître. Toutes les fois que
vous montez à cheval, prenez garde
que certains organes délicats ne
soient froissés par la selle ; car leur
frottement contre un corps dur peut
les enflammer et amener des désorga-

nisations mortelles. Pour obvier à cet inconvénient, on les soutient et on les protége par un suspensoir bien adapté. Si le cavalier a le ventre gros, volumineux, il doit porter une ceinture qui comprime légèrement les muscles du bas-ventre et qui, soutenant les viscères, empêche qu'ils soient trop ballottés par les mouvements du cheval. Si votre état vous oblige à faire de longues courses, gardez-vous, dans le but de rendre votre selle plus moelleuse, de la couvrir en été d'une peau de mouton ou de chaudes tapisseries. Ces précautions pourraient vous occasionner des hémorroïdes pour peu que vous y soyez prédisposé. Lorsque votre cheval va de toute sa vitesse et surtout contre le vent, si vous ne voulez point fatiguer votre voix et votre poitrine, n'établissez aucune conversation avec celui qui peut vous accompagner.

Dans mon jeune âge, j'aimais à lancer mon cheval au galop dans les plaines ; aujourd'hui que je suis vieux, j'y monte encore, mais avec la prudence qui convient au vieillard. Je vais au pas, car il faut pour le galop une souplesse dans les vertèbres que je ne dois pas être étonné de ne plus avoir. »

Nous touchions à une époque de plaisir et de fête pour la famille Sophon, le temps de la fenaison. Toutes les prairies qui s'étendaient au-delà de la rivière commençaient à jaunir et n'attendaient plus que la faux. Madame de Fosseuil et ses demoiselles ne manquaient jamais de se joindre à la troupe des faneurs ; c'était pour cette excellente famille une grande distraction et une grande joie ; Alexandre et moi nous demandâmes à être de la partie. Nous étions au mois de juillet et le soleil répandait une grande chaleur. Pour mettre leur visage à l'abri des rayons du soleil, ces dames se coiffèrent de chapeaux de paille à larges bords, et vêtues légèrement, elles se rendirent à la prairie. Madame de Fosseuil avait fait préparer un déjeûner sous une tente de branchages que de jeunes faneuses avaient tapissée de bouquets de fleurs qu'elles avaient ramassées dans le foin. A ce déjeûner composé d'œufs frais, de gâteaux et de fruits de la saison, furent conviées toutes les faneuses. Alexandre et moi nous nous fîmes un plaisir de veiller à ce que toute la troupe travailleuse ne manquât de rien. Je passai une journée bien agréable au milieu de cette bande de faneuses occupées à remuer le foin dont le parfum vous enivrait. Ce qui ajoutait encore à mon bonheur, c'était de pouvoir travailler à côté de mademoiselle Marie. Je ne cessais d'admirer

sa charmante gaîté, son aimable complaisance pour ses joyeuses compagnes.
Le moindre de ses mouvements révélait
les formes de son corps qui n'avaient
jamais été gênées dans leur développement par aucune compression et sous
sa robe légère elles se dessinaient dans
toute leur beauté et leur perfection.
De beaux cheveux noirs qui tombaient
en bandeaux tressés le long de ses
joues en faisaient ressortir l'incarnat.
Comment ne pas être désireux, me disais-je, de posséder une aussi riche
santé? Et pourquoi négliger les
moyens qui peuvent vous la procurer ?

— Convenez, me dit Alexandre, que
dans cette saison, les plaisirs de la
campagne ont bien de l'attrait. Voyez
comme toutes ces jeunes filles sont en-
jouées, et comme mes sœurs paraìs-
sent heureuses au milieu d'elles! Que
ce doux exercice pris au milieu de

ces prairies parfumées et sous un si beau soleil est salubre ! Pourquoi toutes ces pauvres jeunes filles que je rencontre dans le monde si pâles, si maigres et si fatiguées, ne sont-elles pas toutes à courir sur la mousse des prés, éclairées par cet astre bienfaisant qu'on leur fait éviter comme pouvant ternir la blancheur de leur peau ! Quel beau dommage, quand il colorerait tous ces visages étiolés et fanés avant le temps ! On leur conseille de fuir le soleil et on les habitue à séjourner des nuits entières dans des salons dont l'air est vicié par mille vapeurs fétides. Quand je pense qu'il y a des mères assez déraisonnables pour trouver ces distractions champêtres, triviales et presque déshonorantes, je vous plains, pauvres enfants, d'avoir pour auteurs de vos jours des êtres si égoïstes et pour qui votre santé est d'un si faible intérêt.

— Que de mères, en effet, lui dis-je, se plaisent à parer leurs filles pour les conduire à des réunions souvent funestes et qui négligent tout ce qui a rapport à leur santé qu'elles disent leur être si chère !

— Combien de fois, me dit Alexandre, mon père a-t-il reproché à quelques-unes de ces mères, leur indifférence à cet égard ; mais non, la mode, ce ridicule tyran de boutique, est là qui les asservit à ses caprices. Il y a même des mères assez insensées qui se décident à altérer la santé de leurs enfants pour leur procurer ce degré de pâleur ou de maigreur que le monde exige et qu'il regarde sottement comme le cachet de la distinction. Il en est d'autres qui tourmentent et font souffrir ces pauvres petits êtres par mille précautions inutiles, et dès l'instant que l'enfant, inspiré par une sorte d'instinct, veut se soustraire

à ces soins qui gênent son développement, la pauvre mère, aveuglée par je
ne sais quelle crainte, réprime aussitôt
ce mouvement naturel. C'est une
plante de serre chaude qu'elle se plaît
à cultiver et pour laquelle elle redoute le contact de l'air, l'influence
du soleil, ces deux grandes forces de
la nature qui, loin de détruire, fé-
condent et vivifient tout. Qu'un malheureux exposé à de rudes privations
souffre, je le conçois, mais vous, à
qui rien ne manque, dont le moindre
désir peut être satisfait, pourquoi
souffrez-vous? Pourquoi cette jeune
fille qui a des valets, des équipages à
ses ordres, a-t-elle la figure si pâle, si
maladive? Voyez, à peine a-t-elle la
force de gravir le marche-pied de sa
voiture, elle qui devrait être si vive,
si légère. Pourquoi n'a-t-elle pas la
fraîcheur, la riche constitution de
cette petite paysanne qui la regarde,

envieuse de sa parure et de son prétendu bonheur. C'est que l'une vit
avec simplicité, c'est qu'elle respire
l'air pur des champs, tandis que l'autre prend plaisir, par cela seul qu'elle
est riche, à rester enfermée entre
quatre murailles plus ou moins richement décorées. Bercée dans une oisiveté pernicieuse, elle redoute l'exercice; puis elle se brûle le corps par des
sauces appétissantes ou par des boissons excitantes; en un mot elle souffre, parce qu'on lui a appris à mener
une vie à part et tout-à-fait en dehors
des lois de la nature. »

Tout en nous promenant de prairie
en prairie, nous arrivâmes à un endroit où la rivière était large et profonde et où l'eau était d'une limpidi-
té admirable. Comme la chaleur était
excessive, j'engageai Alexandre à nous
baigner.

— Volontiers, me dit-il, mais at-

tendons un peu que la sueur qui cou-
vre notre corps soit dissipée et nous
pourrons nous mettre à l'eau.

— Qu'avons-nous à craindre, lui
dis-je, l'eau est tiède, l'atmosphère
est chaude?

— Sans doute, mais la température
de l'eau qui vous paraît élevée est
loin d'égaler celle de notre corps et si
sans précaution nous nous lancions
dans la rivière, notre transpiration,
provoquée par la chaleur, pourrait
s'arrêter brusquement et le sang re-
fluant de la circonférence au centre
déterminerait en nous quelques maladies. Je sais qu'il y a beaucoup d'imprudents qui font ce que je vous
défends, et qui ne s'en trouvent pas
pis; mais ils peuvent d'un instant à
l'autre être les victimes de leur im-
prévoyance. Mon père nous a toujours
recommandé de prendre à cet égard
les plus grandes précautions. La nata-

tation est un exercice salutaire sous
une foule de rapports. Les mouvements divers qu'on est obligé de faire
pour se soutenir sur la surface de
l'eau développent avantageusement
les forces musculaires. L'impression
de l'eau froide sur la peau réagit sur
les organes intérieurs et les surexcite
momentanément. Quand le bain frais
ne servirait qu'à modérer cette grande
déperdition de sueur qui pendant l'été
vous fatigue, ce serait déjà un grand
avantage. Le bain constitue dans cette
saison un excellent exercice. Il doit
être pris le matin avant le déjeûner,
ou le soir de trois à quatre heures,
après le dîner. Si vous preniez vos
bains dans le jour, sous l'influence du
soleil, il pourrait en résulter quelques
accidents. Par le fait de l'eau froide,
au milieu de laquelle vous-êtes plongé,
le sang, comme je vous le disais tout-
à-l'heure, se porte vers le centre du

corps et surtout vers la tête, partie
qui est toujours hors de l'eau et qui
par conséquent est exposée aux atteintes du soleil qui peut congestion-
ner cet organe et amener des étour-
dissements ou une attaque d'apoplexie.
S'il n'occasionne pas ces graves accidents, en chauffant fortement la peau,
il détermine cette rougeur connue
sous le nom de coup de soleil. Lorsque
cet astre est voilé par quelques nuages,
il y a moins d'inconvénients à se baigner ; mais vous avez à redouter une
foule d'insectes qui vous piquent et
vous tourmentent. Prendre un bain
froid ou chaud, après avoir mangé,
c'est s'exposer à des accidents d'une
autre nature. La digestion se trouble
par l'impression de l'eau froide, et la
syncope, le vomissement peuvent
vous surprendre. Il en est qui com-
mettent cette imprudence et qui pour
cela n'en sont point incommodés;

nais ce n'est pas une raison pour les
miter. Autant que vous le pourrez,
aignez-vous dans une rivière dont
'eau sera limpide et coulant sur le
sable. Car il vaudrait mieux ne pas se
baigner que de se laver dans une eau
sale et croupie ; le corps peut absor-
ber des substances malfaisantes tenues
en dissolution dans les eaux maréca-
geuses. »

Pendant cet entretien, nous nous
étions étendus sur un tas de foin à
l'ombre d'un saule. Dès que nous
sentîmes que notre peau n'était plus
suante, nous commençâmes à nous
déshabiller. Le soleil brillait encore
avec force ; mais l'ombre des saules et
des aunes dont la rivière était bordée
nous abritait suffisamment. Quand
Alexandre eut exposé son corps nu à
l'influence de l'air et qu'il se fut un
peu frictionné, il se lança dans la
rivière, je le suivis après avoir répété

ce qu'il venait de faire. Nous ne restâmes dans l'eau que vingt minutes
environ. Après nous être essuyés et
habillés rapidement, nous reprîmes
notre promenade.

— Tout-à-l'heure, me dit Alexandre,
nous succombions sous le poids de la
chaleur, maintenant nous nous sentons frais et dispos; et ce qui prouve
que pendant le bain il se passe quelque chose vers le cerveau, c'est qu'on
se retire la tête sinon douloureuse du
moins un peu lourde et cet effet est
d'autant plus marqué que l'eau est
froide et qu'on y reste plus longtemps. »

Pressés par la faim que le bain
avait encore augmentée nous reprîmes
le chemin de Tachainville.

— J'ai appris avec plaisir, me dit
M. Sophon pendant le dîner, que vous
saviez nager. Vous n'auriez pas connu
cet exercice que je vous aurais con-

seillé de l'apprendre. Indépendamment de ses avantages hygiéniques, il
peut être d'une grande utilité dans
certaines circonstances de la vie. Les
femmes comme les hommes devraient
savoir nager. Qu'un enfant tombe par
mégarde dans une eau profonde,
quelle douleur pour une pauvre
mère de se trouver impuissante pour
sauver ce petit être qui se débat contre une mort d'autant plus cruelle
qu'elle est violente, qu'elle est instan-
tanée et qu'elle se passe sous ses yeux.
Quand bien même on n'aurait point à
redouter de tels malheurs, la natation
est un délassement si agréable, si sain,
qu'il devrait être enseigné à tous les
enfants indistinctement. Mes filles se
soutiennent sur l'eau avec la même
facilité que leurs frères. Je n'ap-
prouve point les vaillantises de ces
individus qui sans motif et sans besoin se baignent dans une eau de glace.

8

Les bains de rivière doivent être pris
pendant les grandes chaleurs comme
moyen de pallier leurs effets, ou
comme amusement et comme exercice.
Puis se donner du mouvement au milieu d'une onde fraîche et limpide,
c'est procurer à son corps une modifi-
cation très-salutaire. En hiver il faut
encore vous baigner, la propreté
l'exige ; mais ne réitérez pas trop souvent ces sortes de bains, car vous
feriez dégénérer une bonne chose en
un abus qui affaiblirait et amollirait les
tissus. Lorsque vous prenez un bain
de cabinet, évitez qu'il soit trop
chaud. En vous plongeant dans un liquide d'une température élevée, vous
attirez fortement le sang du centre à
la circonférence, vous congestionnez
la peau et il se fait alors une grande
déperdition d'humeur qui ne peut que
vous fatiguer. Le cerveau lui-même
peut se trouver compromis par cet

excès de chaleur. Dès l'instant que vous vous portez bien, ne dérangez rien par des imprudences. Prenez un bain de propreté ; mais laissez de côté toute sensualité. Quelques personnes rendent leurs bains émollients par le son ou par quelques plantes grasses. D'autres l'aromatisent par des huiles essentielles ou par des savons odorants. Ne poussez pas trop loin cette manie. Une eau limpide, pure, ne porte-t-elle pas en elle-même son parfum et ses propriétés émollientes et dissolvantes ? Une fois votre corps nettoyé, ne prolongez pas un séjour inutile et même dangereux dans votre baignoire : trente à quarante minutes suffisent. Vous ne devez point ignorer que par l'action du bain votre peau est devenue plus impressionnable ; gardez-vous donc en sortant d'être saisi par le froid. Essuyez-vous promptement plutôt en vous frottant

qu'en vous épongeant et ne passez pas
brusquement de votre cabinet au contact du grand air. En été, ces précautions deviennent inutiles ; mais en
hiver, elles sont bien importantes.
Prenez vos bains toujours un peu
avant le repas du matin ou celui du
soir. »

M. Sophon avait fait disposer dans
son château une salle de bain aussi
confortable qu'élégante, et il ne con-
cevait pas une maison riche privée de
cet agrément.

Nous étions arrivés à la moitié de
juillet, époque vers laquelle on cé-
lébrait la fête patronale du village de
Varennes. Toute la famille Sophon se
rendit à l'église ; je l'y accompagnai. Je
ne me livrais plus depuis fort longtemps à aucune des pratiques de notre
religion ; mais l'éloquence persuasive
de M. Roquefeuille, de cet homme ami
du bien, du vrai, et de la saine raison

me donnait chaque jour l'envie de
marcher sur ses traces. L'église du
village avait pris ce jour-là un air de
fête. Sa propreté était plus recherchée
que de coutume ; des fleurs, offrande
simple et toute poétique, étaient amon-
celées sur l'autel, aux pieds de la sta-
tue de la Vierge et du saint, patron de
la paroisse. Une chose qui me frappa,
ce fut le recueillement grave, silen-
cieux de tous les villageois pendant l'office divin. Je ne remarquai point cette
dévotion affectée qui n'a pour expression que des gestes ridicules ; chez ces
bons villageois, tout semblait partir du
cœur. Ils avaient l'attitude humble et
digne du serviteur devant son maître,
de l'homme devant son Dieu. J'avais
aussi sans cesse les yeux fixés sur
l'autel et j'y admirais la pieuse gravité de M. Roquefeuille qui, tout entier
à ses mystiques fonctions, ne cher-
chait point à poser devant la foule, à

prendre aux pieds du Christ des manières théâtrales. Point d'affectation
dans son chant, dans ses gestes; point
d'ornements couverts d'or ou d'argent;
sur lui et en lui, tout était simplicité
et humilité et pourtant il y avait
dans toute sa personne une dignité qui
commandait le respect et l'admiration.
Vers le milieu de l'office, il adressa
selon sa coutume une courte allocu-
tion aux bons Varennois; sa parole
était douce, onctueuse et portait le
cachet de l'inspiration divine. — Plus
je vois ce prêtre, dis-je à M. Sophon, et
plus je l'admire. — C'est en effet, me
répondit-il, un homme éminemment
remarquable et qui s'efforce tous les
jours d'acquérir toutes les vertus que
les hommes de son rang devraient
toujours posséder. Si ce bon prêtre
voulait user de son influence, il obtien-
drait des Varennois tout ce qu'il voudrait pour enrichir son église. Moi-

même, je lui ai fait à ce sujet des offres qu'il a toujours refusées. Il n'a voulu et ne veut pour son temple que la propreté et la salubrité. Je ne veux point faire, m'a-t-il dit souvent, de la maison de Dieu un boudoir où les yeux seraient plus occupés que le cœur. Quand je parle de la charité, de l'humilité et de la pauvreté, je ne veux point autour de moi des traces ostensibles d'orgueil et de vanité. En revanche, mon ami, vous avez dû remarquer avec quelle sainte solennité tout se fait dans son église ; comme les chantres qu'il a dressés lui-même chantent avec justesse et précision, comme la voix de ces petits enfants que vous avez entendus à plusieurs reprises a quelque chose d'angélique et de céleste. Puis quel recueillement domine toute cette foule ! Peut-il en être autrement quand ce digne prêtre ne cesse de s'adresser et de parler au

cœur. » Comme c'est l'habitude dans
tous les pays, vers le soir on célébra
cette fête par des danses champêtres.
Nous vînmes nous confondre avec tous
les villageois qui étaient réunis sur
la place de l'église. J'observais avec
intérêt les jeunes filles et les jeunes
gens se livrant aux plaisirs de la danse.
Il y avait dans leurs manières quelque
chose de posé et de décent. Cet amusement n'était plus pour eux cette
cohue, ce tumulte que j'avais remarqué dans d'autres villages et qui
transformait un exercice charmant et
si plein **de** douces émotions en une
véritable **fatigue.** Je pris la main de
mademoiselle Marie et nous allâmes
nous **mêler** aux quadrilles. Pleins de
mépris **pour** l'ivresse, les Varennois
ne regardaient pas cette fête comme
une occasion de boire, mais comme
un prétexte de rire et de s'amuser.
Pendant que les uns dansaient, d'au-

tres se livraient à des exercices plus bruyants ; les uns jouaient au palet, à la paume, au tonneau. Des enfants s'essayaient au jeu de bague. Toute la population, disséminée sur cette place, paraissait avare de ce temps consacré aux plaisirs. Après avoir pris part un instant à toutes leurs joies, nous nous retirâmes.

— De quel œil, dis-je à M. Sophon, ces danses sont-elles vues par M. de Roquefeuille ?

— Notre bon curé, me répondit-il, n'encourage pas ces danses ; mais il les tolère et sa pieuse charité lui fait trouver une jeune fille aussi pure après la danse qu'elle l'était auparavant. En effet, mon ami, quel crime affreux voyez-vous dans cet exercice que toutes les jeunes filles et les jeunes gens prennent sous les yeux de leurs mères ? Croyez-vous que ma fille qui vient de danser avec vous ait compro-

8.

mis le repos et la tranquillité de son âme ? Non, mon ami, ce n'est point dans la danse même que gît le crime, c'est dans les rendez-vous secrets et nocturnes ; or, vous ne trouverez point dans Varennes une mère qui souffrirait une telle chose, ni une jeune fille qui oserait rester éloignée de sa mère une demi-heure après le coucher du soleil.

— La danse de toute cette jeunesse parée de ses habits de fête est un joli tableau à voir, continua M. Sophon. Si vous comparez maintenant ces bals villageois en plein air, avec ces bals de salon, quelle différence n'établirez-vous pas entre l'un et l'autre ! Vous ne voyez point chez les premiers, il est vrai, des toilettes splendides, des diamants qui étincellent, des gens en un mot qui brillent par une riche écorce ; mais en revanche, vous voyez des figures fraîches et des tailles bien

développées. Si toutes ces jeunes filles
ne laissent point derrière elles des
flots de parfums, elles ne laissent
point non plus exhaler de mauvaises odeurs. Quand elles vous par-
lent, vous sentez une haleine douce,
fraîche, qui sort d'une bouche rosée.
La danse, cet exercice agréable et
même salutaire pour ces jeunes villa-
geoises, parce qu'elles le prennent au
milieu d'un air pur, devient en quelque sorte funeste aux jeunes filles des
grandes villes et la cause en est facile
à trouver. La mode, l'usage veulent
que l'on danse pendant les longues
soirées d'hiver. On arrive à ces bals
la poitrine, les bras à moitié ou légèrement vêtus. Une foule des plus com-
pactes se presse dans un étroit espace
et au milieu d'une atmosphère chaude
et altérée par le feu des bougies et
cette incohérence de parfums qui s'exhalent de tous les vêtements. Une

jeune fille, qui n'a pas l'habitude de
l'exercice, s'échauffe facilement et
souvent elle expose sans précaution
sa peau fine et couverte de moiteur à
l'action d'un air froid. On tousse le
lendemain, et ces bals et ces toux
répétés amènent promptement la chlo-
rose, la phthisie, etc., etc. O mes
enfants, je me considérerais comme
votre assassin, si je savais compromet-
tre votre belle santé par tant d'imprudence. »

Combien étaient vraies et justes
les observations de M. Sophon. Que
de jeunes filles convertissent les nuits
en des journées de fatigue. Eh! quoi!
avec une telle manière de vivre on
veut bien se porter et l'on est étonné
de voir un si grand nombre de jeunes
personnes mourir à la fleur de l'âge !

CHAPITRE XI.

M. Sophon allait régulièrement à Varennes deux ou trois fois par semaine ; un jour je l'accompagnai. Comme la chaleur était grande, je me plaignais de la gêne que me faisaient endurer mes étroits vêtements.

— Il faut convenir, me dit-il, que la mode qui nous impose ses caprices nous sert quelquefois bien mal. Ainsi, pendant l'été, lorsque nous devrions avoir des pantalons larges, elle nous oblige à en porter d'étroits, de collants. L'air ne pouvant circuler entre la peau et l'étoffe, elles se collent l'une à l'autre et gênent nos mouvements au point qu'on courrait risque de tout

déchirer si l'on n'y prenait garde.
Pendant l'été, les pantalons devraient
être plus larges qu'étroits et en hiver
plus serrés que lâches. Si la mode est
utile, nécessaire pour donner une
sorte d'impulsion au commerce, elle
devrait au moins s'appliquer à ima-
giner des costumes qui ne laissas-
sent rien à désirer sous le rapport hygiénique. Lorsqu'ils sont trop
étroits, les vêtements peuvent amener
quelques dangers. Le pantalon peut
comprimer certains organes, les frois-
ser et y déterminer des irritations
dangereuses. Si la ceinture serre trop
le bas-ventre, elle gêne la respiration
abdominale et comprime sans nécessité
la masse des viscères. L'habit, la re-
dingote taillés trop justes gênent les
bras dans leurs mouvements, gercent
la peau des aisselles et ralentissent la
circulation dans ces parties. Il faut
donc tenir un juste milieu et être assez

raisonnable pour ne point être dupe des caprices d'un tailleur qui dans la coupe qu'il a inventée a plutôt en vue ses propres intérêts que ceux des individus pour lesquels il travaille. Ne suivez donc la mode qu'autant qu'elle ne peut en rien porter préjudice à votre santé. Nous avons la manie depuis longtemps de nous étrangler le cou avec une cravate; c'est aujourd'hui un complément presque indispensable à notre toilette et pourtant quoi de plus gênant et de plus incommode? Il y a des gens qui poussent la sottise jusqu'à s'encaisser le cou dans du carton et dont la tête posée sur ce singulier appareil conserve une raideur qui va jusqu'au ridicule. Évitez donc de vous serrer le cou de peur de gêner la circulation du cerveau. Que votre cravate soit légère pour l'été et d'une étoffe plus chaude pour l'hiver; mais que ce tissu soit souple, mou, et qu'il cède à la moindre pression. Que d'individus souffrent de maux de tête, sans se douter que la cause siége dans la raideur du col de leur chemise qui les serre à la manière d'une corde ! Ce qu'il y a aussi de blâmable dans notre toilette, c'est la manière dont nous nous coiffons. Au lieu de poser sur notre tête un ornement léger et frais l'été, chaud l'hiver, la mode n'a imaginé qu'une coiffure ridicule et embarrassante ; car quoi de plus inconvenant que ce chapeau dont la dureté empêche qu'il se moule parfaitement sur notre tête et qui devient quelquefois pour le crâne un agent de compression douloureux. La casquette, par sa légèreté, sa souplesse, est bien préférable au chapeau.

— A part la forme des vêtements quelle est la couleur et quel est le genre d'étoffe qu'il faut adopter?

— En été, que le tissu qui servira à la fabrication de vos vêtements soit léger, qu'il se laisse facilement pénétrer par la chaleur. Comme dans nos climats la température de notre corps est toujours habituellement supérieure à celle de notre atmosphère, il est nécessaire que les vêtements qui nous couvrent se laissent traverser facilement par l'excès de calorique qui s'échappe de notre corps pour se communiquer à l'air qui nous environne. En hiver, ce sont des précautions toutes contraires que nous avons à prendre ; nous devons nous couvrir d'étoffes reconnues mauvaises conductrices de la chaleur ; parce que la chaude évaporation qui se dégage de notre corps se maintient plus longtemps autour de nous et que nous pouvons lutter plus avantageusement contre le froid. L'expérience a démontré que les tissus de chanvre, de lin,

étaient bons conducteurs du calorique, par conséquent convenables pour
la confection des vêtements d'été ; que
la laine, le coton, la soie, les four-
rures qui jouissent de propriétés contraires doivent nous servir pendant
l'hiver.

— La couleur du tissu importe-t-
elle ?

— L'expérience a encore démontré
qu'un tissu de couleur noire ou brune
absorbe les rayons solaires et qu'un
tissu blanc ou de couleur claire les
réfléchit. Vous souffrirez donc plus
au soleil avec un vêtement noir
qu'avec un vêtement de couleur tendre. Cette observation physique explique pourquoi les orientaux s'enveloppent de laine blanche sous leur
ciel brûlant. »

Nous entrions dans le village de
Varennes, lorsque M. Sophon finissait de parler. Comme les vêtements

avaient fait le sujet de notre entretien,
je considérai attentivement de quelle
manière les Varennois étaient habillés. Leur tête était couverte d'un chapeau de paille à larges bords. Une
blouse en toile et un pantalon de
même tissu formaient leur habille-
ment d'été. La plupart avaient les
pieds nus chaussés de sabots légers.

Les femmes étaient aussi vêtues
d'une manière simple et commode
pour le genre d'occupation auquel
elles se livraient. Toutes aussi étaient
coiffées d'un grand chapeau de paille
coquettement incliné sur un des côtés
de la tête.

— Pourquoi, dis-je à M. Sophon,
les habitants de Varennes portent-ils
tous des chapeaux de paille ?

— C'est d'après mes conseils qu'ils
ont adopté pour l'été cette mode.
Obligés d'être du matin au soir exposés
aux ardeurs du soleil, il leur fallait un

chapeau léger et qui pût protéger leur
figure et surtout leurs yeux des rayons
solaires. Cette coiffure est peu dispendieuse pour eux ; car la plupart la
confectionnent eux-mêmes, pendant
les longues soirées d'hiver. Une casquette faite d'un tissu mince et de couleur claire, à visière s'avançant sur la
vue, remplirait le même but ; mais
le chapeau ombrage la tête et la figure
plus uniformément. » Quand M. Sophon eut terminé ce qu'il avait à faire à
Varennes, nous reprîmes le chemin de
Tachainville.

— La toile, lui dis-je, est-elle plus
saine que le coton pour la confection
des chemises, des mouchoirs?

— Autrefois le linge à l'usage de
notre corps était de toile ; mais depuis
que l'on est parvenu à tisser le coton
avec tant de perfection, on se sert indistinctement aujourd'hui de l'un ou
de l'autre avec le même avantage. Je

vous dirai même que je préfère la chemise de coton à celle de toile ; je la trouve plus chaude en hiver, et pompant mieux la sueur en été. A l'exception de leurs mouchoirs qui sont de coton, tout le linge des Varennois est de toile. Ils cultivent et apprêtent eux-mêmes le chanvre que leurs femmes filent en hiver et qu'ensuite, pour un modique prix, des tisserands convertissent en toile.

— Approuvez-vous, lui dis-je, l'usage des flanelles sur la peau ?

— Non, mon ami : une foule de gens s'enveloppent de laine comme un moyen préservatif contre les affections catarrhales ; je suis convaincu qu'ils sont dans l'erreur et qu'en couvrant ainsi leur peau, ils augmentent sa susceptibilité, son irritabilité. Prenez pour habitude de ne pas trop vous vêtir : en vous chargeant pendant l'hiver de vêtements trop chauds, vous

vous faites plus de mal que de bien.
l'impression du froid sur notre économie, quand elle se trouve dans des
conditions favorables, est salutaire;
moins vous le redouterez, moins il
sera dangereux pour vous. Gardez
pour la vieillesse les caleçons, les cami-
soles de laine et tout cet appareil dont
les pauvres frileux s'entourent. Je
vois souvent des Varennois porter des
pantalons de toile en hiver et s'enrhu-
mer moins facilement que ceux qui se
vêtissent beaucoup. Moins la peau est
couverte en hiver, plus elle s'endurcit,
plus elle perd cette dangereuse susceptibilité, cause de tant de maladies.
L'homme qui n'a pas appris à supporter le froid est obligé, par les
temps rigoureux, de se tenir renfermé dans des appartements fortement chauffés, au milieu d'un air qu'il
appréhende de renouveler. Cet air
brûlant, poussiéreux qu'il absorbe doit

nécessairement sécher les tuyaux bron-
chiques, les irriter même et les disposer à cette affection si fâcheuse et
si commune, connue sous le nom de
rhume et de catarrhe. Le froid n'est
pernicieux qu'autant qu'il arrête et
répercute la transpiration du corps ou
d'une partie seulement ; autrement
son action, je le répète, n'a rien que
de salutaire. Puisque nous en sommes
sur la manière dont on doit se vêtir, je
dois vous parler des soins qu'exigent
les extrémités inférieures. La plus
petite portion de notre individu doit
fixer notre attention ; car dès l'instant
qu'elle est négligée, elle peut devenir
un foyer de maladies. Bien des gens
ont la coupable manie de s'étrangler
le haut de la jambe avec une jarretière
soit pour arrêter leur caleçon, soit
pour maintenir leurs bas ou chaus-
settes. Cette compression des veines
superficielles gêne l'ascension du sang

et le force à stationner dans ces vaisseaux. Les tubes veineux distendus, gonflés, forment ce qu'on appelle des varices qui plus tard engendrent des ulcères. Ayez donc soin, pour peu que les veines de vos jambes soient saillantes, de n'établir aucune compression ; car ces vaisseaux augmenteraient de volume avec l'âge et vous prépareraient, dans vos vieux jours, de cruelles souffrances. Les souliers et les bottes doivent être faits d'un cuir souple et bien moulés sur la forme du pied ; car, lorsqu'il est chaussé trop largement, il en résulte un frottement qui amène des durillons, des ampoules et des excoriations ; lorsqu'il est au contraire étroitement renfermé dans le soulier, les doigts trop rapprochés les uns des autres deviennent douloureux par la marche et s'échauffent ou s'excorient. Ne soyez donc pas, sur ce point, esclave de la mode qui n'écoutant que ses caprices, invente des chaussures qui souvent n'ont pas le sens commun. Que la vôtre prenne bien votre pied et ne vous inquiétez plus si elle est large ou étroite du bout. En été, que votre chaussure soit souple et légère ; en hiver, qu'elle soit disposée de manière à vous garantir du froid et de l'humidité surtout. Quelques personnes emploient dans ce but une semelle de liége, de fourrure ou des doubles souliers ; d'autres ont recours aux sabots qui sont dans la campagne une chaussure convenable et économique. Lorsque les pieds transpirent, il est urgent de les laver et de renouveler souvent les linges qui les entourent. La malpropreté, à part ce qu'elle a de répugnant, entretient dans ces parties une humidité malsaine et une odeur désagréable. »

Éclairé par ces sages avis, je ne

voulus plus de gêne dans mes vêtements et j'imitai les fils de M. de
Fosseuil qui, sans trop dédaigner les
innovations du jour, n'en adoptaient
que ce qui pouvait leur convenir.
Quoique habillés avec recherche, ils
n'avaient jamais cet air empesé et
prétentieux qu'affichent ces hommes
vains qui mettent toute leur gloire et
leur mérite à faire valoir l'habileté de
leur tailleur aux dépens de leur santé.
Par suite des exercices corporels auxquels ces jeunes gens s'étaient toujours
livrés depuis leur enfance, je m'expli-
quais l'heureux développement de
leurs formes; mais je me demandais
comment M. Sophon avait pu arriver à ce résultat pour ses demoiselles. Maintes fois j'avais observé
sur un grand nombre de jeunes filles ou femmes que j'avais eu occasion de rencontrer dans le monde,
un défaut dans la taille qu'en vain

la ouate s'efforçait de cacher. Je
lui fis part un jour de cette observation.

— Comment voulez-vous, me dit-il,
que ces jeunes filles dont vous parlez
puissent être bien faites, soumises au
régime de vie auquel on les habitue ?
Il ne faut pas attendre l'âge de puberté
pour songer à façonner la taille de votre enfant ; c'est un soin qui doit vous
occuper dès son jeune âge. Si mes filles
avaient été élevées comme tant d'autres, probablement qu'elles auraient
aussi le défaut que vous signalez. Elles
doivent l'heureux développement de
leurs formes à la manière dont elles
ont vécu. Si vous parcourez les promenades publiques, examinez toutes
ces petites filles conduites par leurs
mères ou leurs bonnes, et vous verrez
comme elles sont généralement pâles
et languissantes. A peine ces pauvres
petites ont-elles atteint l'âge de sept

ou dix ans, qu'on enclave leur délicate
poitrine dans un dur corset pour empêcher, dit-on, que leur faible charpente
ne dévie d'un côté ou d'un autre.
Si ces enfants avaient été soumis dès
le berceau à ce régime, à cette vie que
j'appelle naturelle, douées d'une meilleure constitution, elles ne seraient pas
dans la nécessité d'avoir recours à ce
moyen presque barbare ; sans son aide
la nature aurait complété son ouvrage. Si les mères n'employaient le
corset que pour maintenir la taille frêle
de leurs enfants rachitiques, elles seraient jusqu'à un certain point excusa-
bles ; mais elles l'imposent aussi pour
celles-là même qui se portent bien.
Que de jeunes filles ont altéré sans remède leur santé, en voulant se faire
une taille plus fine que celle que la
nature avait jugé convenable de leur
donner. Absurdes préjugés ! Comment
une mère prévoyante n'est-elle pas

effrayée des suites fâcheuses d'une compression permanente sur une partie du corps qui a besoin de toute la liberté de ses mouvements ?

Les demoiselles de Fosseuil, élevées d'après les principes de leur grand-père, avaient toujours conservé cette belle santé que j'admirais. En aucun temps de la vie, elles n'avaient fait usage de corsets. Leurs robes, faites en forme de redingotes, se moulaient gracieusement sur leur poitrine, sur leur taille et en faisaient ressortir toute la beauté et la perfection. O vous ! charmante amie, qui avez reçu de la nature toutes les beautés du corps, pourquoi gêner les mouvements de votre poitrine par ce maudit corset ? pourquoi embarrasser de cet appareil ridicule une taille qui défie toute critique ? Lorsque vous vous penchez pour ramasser votre gant, avec cette espèce de cuirasse, comme votre corps

semble se plier avec raideur ! Si vous
voulez courir, comme votre respiration est gênée dans ses mouvements !
Si vous mangez avec un peu plus
d'appétit, votre dîner vous étouffe, et
c'est en brisant ce malheureux corset
qu'on vous soulage. Perdriez-vous un
de vos avantages physiques, si votre
toilette permettait à votre corps des
mouvements souples et gracieux ? Les
femmes grecques et romaines, dont
quelques artistes nous ont laissé de si
beaux modèles, ne se servaient pas de
cet appareil et l'on comptait parmi
elles, probablement, beaucoup moins
de bossues que parmi vous. Qu'une
femme mal faite ne croie pas, par son
corset et ses paquets d'ouate qui l'é-
chauffent, dérober aux yeux l'imperfection de sa taille ; elle s'impose des
souffrances qui ne tournent qu'à son
préjudice. En s'enveloppant d'une
robe lâchement attachée, son corps

n'en serait que plus à l'aise et sa dé-
viation peut-être plus sûrement voi-
lée. »

CHAPITRE XII.

Lorsque M. Sophon partait de bonne heure pour Varennes, il restait quelquefois à déjeûner chez M. Béville, riche meunier de l'endroit. Je l'accompagnai un matin, désireux de visiter en détail le mécanisme ingénieux d'un moulin, et en même temps de faire connaissance avec l'excellente famille qui l'exploitait. M. Sophon fut accueilli par les gens de la maison avec cet empressement respectueux qu'il rencontrait partout. Nous surprîmes madame Béville occupée aux soins du ménage ; c'était une femme simple et gracieuse tout à la fois. Elle avait trois charmantes demoiselles qu'elle élevait d'après les principes de ma-

dame Sophon. Avant le déjeûner,
M. Béville me fit voir en détail l'intérieur de sa belle usine qu'il faisait
valoir avec intelligence et activité. A
l'ordre et à l'excessive propreté qui
régnait à l'intérieur et à l'extérieur
de l'habitation, à la politesse et à la
bonne santé des domestiques, il me
fut facile de voir que les conseils de
M. Sophon étaient là, comme ailleurs,
exactement suivis. Madame Béville,
parfaitement au courant des habitudes
et des goûts de M. Sophon, avait préparé pour le déjeûner des œufs frais,
du beurre, du miel, de la crême, du
gâteau et pour dernier mets une tasse
d'un excellent chocolat. L'eau était,
comme chez M. Sophon, la boisson
quotidienne de la famille. Après un
moment d'entretien, nous nous sépa-
râmes. De là, M. Sophon voulut me
présenter à l'instituteur de la commune.

9.

— Nous attachons une grande importance, me dit-il, à la manière dont
les enfants de ce pays sont instruits,
et le choix d'un instituteur est pour
nous une affaire délicate. Enseigner à
lire et à écrire, est une chose que
tout le monde peut faire ; mais travailler à communiquer aux enfants
des principes d'hygiène et de moralité,
leur apprendre à devenir des hommes probes et travailleurs, leur faire
aimer la pratique des vertus sociales,
est une tâche plus grande et plus difficile, que pourtant nous sommes par-
venus à remplir. Les Varennois, con-
vaincus des avantages de l'instruction,
se font un devoir d'envoyer leurs enfants à l'école, et là, sous la direction
d'un excellent maître, ils apprennent
à devenir ce que vous les voyez, po-
lis, obéissants et ennemis de tout ce
qui n'est pas honnête. Au catéchisme,
le bon M. de Roquefeuille, en leur

enseignant les principes de la religion, sait aussi leur faire connaître avec une bonté toute paternelle le respect qu'ils doivent à leurs pères et mères, et leur inspirer en même temps l'amour de l'étude. N'entendant que des leçons de morale, n'ayant devant les yeux que de bons exemples, comment voulez-vous que cette jeunesse n'ait pas horreur de tout ce qui est méprisable ?

L'école où se tenaient renfermés tous les enfants du pays était grande, spacieuse et bien assainie ; on ne respirait point, en y entrant, cette odeur désagréable qui s'échappe d'un endroit où une foule d'individus se trouvent rassemblés. Une croisée toujours ouverte, donnait un libre accès à l'air extérieur. Le maître était un homme de cinquante ans environ, d'une figure respectable et douce tout à la fois. Tous ses élèves, touchés du soin et du zèle qu'il mettait à les instruire, l'aimaient comme un père, et rarement il avait recours aux moyens de correction si ordinaires dans les écoles.

— Nous sommes heureux, me dit M. Sophon, de savoir nos enfants sous la surveillance d'un instituteur qui se livre avec tant de goût à l'enseignement de notre jeunesse, et qui fait tous ses efforts pour en faire par son exemple et par ses préceptes, de bons citoyens. »

Après nous être entretenus avec cet excellent homme sur les différents modes d'enseignement, nous le quittâmes. Je témoignai à M. Sophon le désir de voir cet hospice qu'il avait fondé, et dont M. de Roquefeuille m'avait parlé.

— Je le veux bien, me dit-il, puisque le temps me le permet. »

Et nous nous dirigeâmes vers ce curieux établissement qui était situé presque à l'extrémité du village. A peine étions-nous entrés dans la cour qu'une religieuse vint saluer M. Sophon.

— Eh bien! ma chère sœur, lui dit-il, nos pensionnaires sont-ils à travailler?

— Vous savez, Monsieur, répondit-elle, que les travaux des champs sont commencés et tous les hommes sont occupés. »

La première chose que l'on me fit visiter fut le jardin, qui me frappa par sa bonne tenue et le sévère emploi de son terrain.

— Avant de vous introduire dans l'intérieur de l'établissement, me dit M. Sophon, je dois vous faire connaître toutes les difficultés que j'ai eues à surmonter pour organiser cette maison. Désolé de voir chaque jour un si grand nombre de pauvres demander l'aumône à ma porte, je me mis en

tête de détruire la mendicité, en don-
nant à ces malheureux un abri et du
travail, afin de leur ôter tout prétexte de chercher leur pain. Après
avoir bien mûri mon projet, j'en fis
part au conseil municipal de ma commune, qui recula épouvanté devant
les difficultés qu'il y avait à surmonter. Malgré leur grande confiance en
moi, je ne pus les amener à partager ma conviction sur la possibilité de fonder un dépôt de mendicité. Voulant montrer qu'ils n'é-
taient pas des hommes de progrès et
qu'ils s'effrayaient sans raison, aidé
par ma famille, j'organisai cet établissement à ma guise. Sur un coin
de ces quatre arpents de terre qui
m'appartiennent, je fis bâtir sans
grands frais la maison que vous voyez.
Je fis venir deux religieuses, auxquelles je communiquai mon plan, et j'eus
le bonheur de trouver en l'une d'elles

une femme d'une haute intelligence, qui par sa fermeté, sa douceur et son activité me seconda admirablement. Quand nous eûmes disposé toutes les choses nécessaires pour ce nouveau ménage, je me mis à la recherche de pensionnaires. Il y avait dans le village deux vieillards encore vigoureux et jardiniers de leur état, je les fis venir et leur dis : Vous serez logés, nourris et habillés si vous voulez vous attacher à notre établissement ; mais tout le résultat de votre travail nous appartiendra. Ces deux vieillards, seuls dans leurs maisons, obligés de préparer eux-mêmes leur nourriture souvent mauvaise, furent enchantés de ma proposition, et en moins de deux mois ils ont remué cette portion de terrain, et façonné ce magnifique potager qui suffit, bien au-delà, aux besoins de la maison. Tous ceux de Varennes qui venaient demander l'aumône à ma porte étaient questionnés sur les causes qui les obligeaient à mendier, et sur la proposition qui leur était faite de leur procurer de l'ouvrage, les uns répondaient affirmativement, les autres d'une manière évasive. Ceux-ci je les renvoyais, ne doutant plus que j'avais affaire à des fainéants ; ceux-là je les retenais près de moi. De cette manière, j'ai pu réunir quinze hommes et sept femmes qui n'ayant ni asile, ni aucune ressource, ont accepté mes conditions que voici : ces hommes et ces femmes sont nourris et logés ; mais je les fais travailler, et tout ce qu'ils gagnent est mangé en commun, et personne n'est admis s'il ne veut contribuer par son travail au bien-être de la maison. Sur ces quinze hommes, trois sont âgés de cinquante ans et n'ont aucune infirmité ; l'isolement seul leur a fait accepter nos conditions. L'un d'eux même, n'ayant point d'héritiers, a fait don à notre établissement de deux arpents de terre qu'il possédait. Deux sont boiteux, mais peuvent travailler; un autre est sourd et muet, et les neuf autres sont là pour cause de vieillesse. Les valides sont loués à la journée ou à la tâche chez les cultivateurs du pays, et le produit de leur travail est perçu par la sœur qui en fixe le prix. Quelques-uns sont nourris par ceux qui réclament leurs services. Quant aux femmes, elles filent, vont à l'herbe et aux bois, et font en un mot ce qu'elles peuvent pour gagner le pain qu'on leur donne. Dans les commencements de l'œuvre, tous ces pauvres gens ne comprenaient guère mes raisonnements; mais depuis qu'ils sont mis en pratique, tout va on ne peut mieux, et pour beaucoup ils ne voudraient pas changer leur sort. Je leur ai fait comprendre que le travail

est une vertu, que chacun ici-bas doit
utiliser son temps et que celui-là seul
est heureux, qui peut par son industrie se passer de la charité des autres.
Les habitants de Varennes, qui ne se
doutaient pas combien il était facile
de mettre à exécution un projet qui
leur paraissait d'abord si extraordi-
naire, favorisent cet établissement en
venant demander le travail de ces
hommes toujours à la disposition de
ceux qui ont besoin d'ouvriers. Chacun même s'est imposé suivant sa fortune pour venir au secours de cette
institution, et cette imposition se
monte à **600** francs. La commune
donne **100** francs, sous la condition
que mes pensionnaires se chargeront
de l'entretien et de la propreté des
rues de Varennes. Un d'eux est continuellement occupé à enlever les boues,
les fumiers, à balayer, nettoyer le
devant des maisons, à ferrer les rues,

ans que les habitants aient à s'en occuper. Un autre est attaché à l'église
dont il prend un soin tout particulier;
il reçoit pour ces services une petite
gratification. En outre de la maison
que j'ai fait construire à mes frais et
que j'ai livrée toute garnie, je donne
chaque année **1200** francs à l'établissement.

— Tout ce que ces braves gens gagnent, réuni aux donations qui leur
ont faites, suffit-il pour les faire vivre ?

— Oui, certainement, et nous trouvons même le moyen de mettre au
bout de chaque année un peu d'argent de côté.

— Je conçois, dis-je à **M.** Sophon,
que pendant l'été ces gens trouvent
de l'occupation ; mais pendant l'hiver,
que font-ils ?

— Les plus vigoureux battent en
grange, ceux qui sont affaiblis par

l'âge et les infirmités font des allu-
mettes, des nattes, des paillassons; les
femmes filent ou raccommodent leurs
vêtements; chacun enfin s'occupe
suivant ses forces. Pendant la froide
saison, ils se réunissent tous dans
l'étable qui est grande, spacieuse et
bien aérée; ils s'y étendent chaudement sur la paille; de cette manière
nous ne brûlons de bois que ce qui
est nécessaire à la cuisine et pour la
cuisson du pain. »

M. Sophon me fit ensuite visiter
l'intérieur. Nous entrâmes d'abord
dans les dortoirs. Comme je tâtais la
mollesse de leurs lits :

— Ne croyez pas, me dit-il, que
ce soient des matelas de crin. Ces
toiles sont remplies de balles d'avoine bien nettoyées, de mousse et de
feuilles de plantes odorantes. Chaque
individu renouvelle tous les ans la
fourniture de son matelas et quelques-

ıns ajoutent à la mousse des feuilles
le menthe ou de lavande pour donner
ı leur couche une odeur agréable. Ce
natelas est recouvert d'une paire de
lraps et d'une couverture. Cette cou-
chette, quoique grossière en apparence,
st bonne, saine et ces braves gens y
lorment fort bien. » Le dortoir des
emmes était disposé de la même
nanière. La pièce attenante était la
cuisine, qui servait en même temps
le réfectoire.

— Nos pauvres, me dit M. Sophon,
ont trois repas par jour. Le matin
on leur donne de la soupe grasse et
du porc bouilli; le soir encore de la
soupe et un plat de légumes ; à midi,
un morceau de pain avec du fromage
et des fruits. »

Comme nous sortions, je vis arriver deux femmes : l'une, appuyée
sur un bâton, apportait un petit fagot
d'herbes, c'était son troisième depuis

le matin; l'autre apportait un fagot
de bois mort. Nous visitâmes jusqu'à
l'étable où se trouvaient des lapins et
deux belles vaches nourries en grande
partie par l'herbe que trois bonnes
femmes, pendant la belle saison,
allaient cueillir dans les champs, et
par les fourrages cueillis dans le jardin. Je sortis émerveillé de ce que je
venais de voir; quelles belles choses,
me disais-je, peut établir un homme
mu par de tels sentiments d'humanité! Non content d'avoir enseigné à
tous les villageois placés sous son
administration les préceptes d'une
sage hygiène et d'une excellente morale, il a voulu aussi étendre ses bienfaits sur une classe de la société qui
souvent se rend méprisable par mille
défauts. Il est parvenu à grouper les
mendiants de son pays et à les faire
vivre de cette vie laborieuse et honorable que mènent tous les autres hom-

...es. Digne vieillard, me disais-je, il
...'est réservé qu'à Dieu seul de récom-
...enser d'aussi généreuses actions!

— Vous ne voyez alors jamais de
...auvres errer dans les rues de Varen-
...es?

— Jamais, Monsieur, ils savent si
...ien qu'ils ne doivent rien trouver,
...u'ils ne s'y présentent même pas. »

Comme nous retournions vers Ta-
hainville, par un chemin que je
...'avais pas encore parcouru, j'aperçus
...quelques pas de nous une petite
...abitation devant laquelle se tenait
...ssis un individu regardant une chèvre
...ui paissait à quelques pas de lui. Je
...e cessais de regarder cet homme en-
...ore jeune, à peine vêtu et dont la
...igure presque masquée par une
...paisse barbe avait quelque chose de
...ur et de sauvage. J'en fis l'observa-
...ion à M. Sophon qui me rassura en
...ne disant qu'il était au contraire

d'une humeur très-douce. Je priai
M. Sophon de me donner quelques
détails sur cette espèce d'anachorète.

— Vous irez vous-même le visiter
de ma part et il se fera un plaisir de
répondre à toutes vos questions. »

CHAPITRE XIII.

Me promenant un jour avec M. Sophon, je lui demandai quel moyen on devait employer pour conserver ses dents et les maintenir dans cet état de blancheur et de propreté si séduisant.

— On attache généralement, me dit-il, fort peu d'importance à la conservation de ses dents ; on n'en comprend la nécessité que lorsqu'on en est privé ou quand la douleur qui s'en empare vous oblige à les faire extraire. Un des premiers moyens à employer, c'est la propreté. Aussitôt que vous avez mangé, il faut avec le tuyau d'une plume faire disparaître toutes les parcelles d'aliments restées dans les intervalles qui les séparent. Les

10

matières qui y séjournent s'aîtèrent
promptement et peuvent donner à
l'haleine une mauvaise odeur. Tous
les matins, il faut les brosser, les laver avec un peu d'eau tiède que vous
aromatiserez si bon vous semble. Par
ces soins vous empêchez le tartre,
espèce de matière calcaire, de se fixer
aux dents et d'en détruire l'émail.
Évitez de manger trop chaud et de
boire ensuite trop froid. Ce passage
brusque d'une température à une autre affecte douloureusement ces petits
corps et contribue à gâter leur tissu.
Veillez donc à ce que vos aliments et
votre boisson soient à peu près d'une
égale température. Malgré toutes ces
précautions, vos dents se détérioreront
si d'un autre côté vous négligez votre
santé en général. Sachez, mon ami,
que tout ce qui altère la santé, altère
aussi les dents. Les excès, les mélanges si peu raisonnés dont tant de gens

font abus, les mauvaises boissons que l'on préfère à l'eau pure sont autant d'agents qui tendent à ternir leur blancheur. Le lendemain d'un grand dîner composé de ces malheureux ragoûts qui introduisent en nous le germe de tant de maladies, voyez comme les dents sont enduites d'une substance agglutinative; comme la mastication réveille en elles une sorte de douleur; ainsi, le malaise général qu'on éprouve après ces sortes de dîners réagit jusque sur les dents. Examinez les personnes dont la bouche a de l'odeur, vous trouverez leurs dents jaunes et gâtées. Sont-ce ces petits corps cariés qui empuantissent l'haleine? Secondairement, c'est possible; mais dans le principe, non. Ce qui empuantit d'abord la bouche, c'est une sorte de putridité, résultat de mauvaises digestions, qui, partant des voies digestives, décompose et

corrode à la longue l'émail des dents.
Ce que je vous dis est tellement vrai
que les personnes à haleine forte souffrent habituellement de l'estomac.
Une cause encore de destruction pour
les dents, c'est la mauvaise eau. Une
eau chargée de sels de chaux est malsaine pour l'estomac et par conséquent
l'est aussi pour les dents. Ainsi, usez
donc toujours d'une eau de rivière qui
soit douce et aérée ; ne buvez de l'eau
de puits ou de fontaine qu'après vous
être assuré qu'elle ne contient point
de substances malfaisantes. Je vous
le répète, prenez le genre de vie que
vous voyez adopté parmi nous. Re-
tranchez de votre cuisine toutes ces
sauces plus mauvaises les unes que
les autres et ne tolérez sur votre table,
pour l'usage ordinaire, qu'une bonne
eau au lieu de vin ou de ces boissons
fermentées qui ne font que vicier vos
humeurs et préparer pour votre vieil-

lesse une foule d'infirmités. Votre estomac n'étant jamais irrité, produira toujours un excellent chyle, et votre constitution n'étant jamais chagrinée par l'absorption de substances irritantes se maintiendra toujours dans un parfait équilibre. Ce que je vous dis pour les dents, je vous le recommanderai pour les cheveux. L'individu dont les digestions sont mauvaises éprouve de continuels maux de tête, et ses cheveux ne tardent pas à tomber. Celui dont les digestions sont habituellement bonnes les garde avec leur couleur primitive d'autant plus longtemps qu'il aura fait moins d'excès.

— L'homme de cabinet dont le cerveau est constamment tendu vers de grandes conceptions doit les perdre plus tôt?

— Détrompez-vous, mon ami, l'homme est organisé pour le tra-

vail intellectuel, comme pour le
travail physique. Il y a de grands
penseurs qui conservent leur chevelure aussi longtemps que l'homme à
imagination nulle. Si la tête se dé-
pouille de bonne heure, c'est parce
qu'elle souffre continuellement et non
parce qu'elle travaille beaucoup. Les
peines vivement senties amènent la
chute des cheveux, c'est vrai, mais
un chagrin est une souffrance morale
qui a sur notre corps le même effet
que la souffrance physique. Les cheveux comme les dents ont besoin de
propreté pour leur conservation. Tous
les jours ils doivent être peignés,
brossés. Si l'on négligeait ce soin, surtout chez les enfants, la poussière se
joignant à la secrétion produite par le
cuir chevelu formerait un mastic sale,
odorant, qui gênerait leur développement et occasionnerait de vilaines
maladies de tête.

— Approuvez-vous ces corps gras parfumés dont on les imprègne?

— Dès l'instant que ces cosmétiques ne contiennent aucun principe malfaisant, ils n'ont aucun inconvénient; mais une tête proprement tenue porte avec elle une espèce de parfum, et l'homme qui jouit d'une belle santé, qui se tient propre, n'a pas besoin de se couvrir de senteur. Si vos cheveux blanchissent avant le temps, si leur couleur naturelle est autre que celle que vous désirez, ne soyez pas assez insensé pour oser les colorer suivant votre goût : une telle action est plus que ridicule, elle est folle. Quant à la barbe, elle exige, si elle est longue, les mêmes soins que les cheveux. Si, pour vous raser, vous êtes obligé d'avoir recours à une main étrangère, ne souffrez pas que le rasoir qui aura servi à d'autres passe sur votre figure; car s'il était sali par des humeurs dartreuses ou syphilitiques, il pourrait vous les inoculer. Ayez des rasoirs et qu'ils vous soient d'un usage particulier. »

M. Sophon avait, malgré son grand âge, conservé une partie de ses dents ; elles n'avaient plus la blancheur de leur jeunesse, mais elles étaient remarquables par leur propreté. Aussi l'haleine de ce vieillard qui se portait si bien était-elle aussi douce que celle de ses fils. Ses cheveux blancs, encore bien fournis, étaient entretenus avec le même soin. Ce qui me faisait croire qu'un régime doux a une grande influence sur les dents, c'est que les jeunes de Fosseuil et leurs sœurs, ainsi qu'un grand nombre de Varennois, les avaient tous d'une belle blancheur.

CHAPITRE XIV.

Comme il me tardait de connaître
la manière de vivre de cet anachorète
en blouse que j'avais vu, dès le lendemain, après le déjeûner, je me di-
rigeai vers sa demeure. Sa petite
maison, perchée sur un terrain élevé,
dominait toute la vallée, et jouissait
d'un point de vue très étendu. Je le
trouvai occupé dans son petit jardin ;
je lui souhaitai le bonjour. Il me re-
connut bien vite pour m'avoir vu la
veille avec M. Sophon. Pour me donner un prétexte de visite et de conversation, je lui demandai s'il voulait
me confectionner un paillasson, genre
d'industrie dans lequel je savais qu'il
excellait. Volontiers, me dit-il, et en

même temps il sortit de sa chambrette
un escabeau couvert d'un tissu de
jonc, sur lequel il m'invita à m'asseoir. Après quelques autres questions, je l'amenai insensiblement à
me communiquer les détails que je
désirais savoir.

— Je suis enfant de mendiants,
c'est vous dire que j'ai traîné mon
premier âge dans la paresse, la malpropreté, les privations et que je n'ai
jamais hanté que le mauvais côté de
la société, où j'apprenais la science
du voleur, du débauché et à maudire
les riches ou ceux qui valaient mieux
que moi. Dans mes courses vagabon-
des avec d'autres mendiants, j'appris
à faire des paniers à pain. Avec ce
semblant de travail, avec cette sorte
de recommandation sur le dos, j'allais de village en village, et je ne me
faisais aucun scrupule de dérober
quelquefois à de pauvres familles les

objets qui étaient à ma portée ou à ma convenance. Quand la faim me pressait, je quémandais sans honte le pain dont j'avais besoin. Un jour je frappai à la porte du vénérable vieillard avec lequel je vous ai vu hier.

— Pourquoi mendiez-vous, mon ami? me dit-il, en me considérant avec attention.

— Parce que j'ai faim et que je n'ai pas d'ouvrage.

— Dites que vous manquez de pain parce que vous fuyez l'ouvrage. Il disait vrai, je ne pus que balbutier une insignifiante réponse. Il me fit entrer sous un hangar et me fit servir une jattée de soupe que je dévorai; car j'avais réellement bien faim.

— Maintenant que votre estomac est satisfait, vous m'écouterez plus volontiers, me dit-il, et ce bon vieillard se mit à me moraliser avec tant de bienveillance, tant d'entraînement et tant de clarté que ce beau langage que je n'avais jamais entendu me causa une telle émotion que de grosses larmes tombaient de mes yeux. Il me fit entendre combien était vil et méprisable l'homme qui ne savait pas s'occuper dignement sur cette terre, combien était coupable l'homme plein de force et de santé qui comptait pour vivre sur le travail et la charité de ses semblables. Il me fit entrevoir par quels moyens faciles un homme de bonne volonté pouvait trouver ici-bas le bonheur et le contentement. Ces paroles m'impressionnèrent à tel point que je me sentis saisi par une sorte de vertige ; je pris les mains du vieillard que je baisai avec transport.

— Faites de moi ce qu'il vous plaira, lui dis-je, je veux être un autre homme, je sens combien je suis méprisable, je veux sortir au plus tôt de mon misérable état.

Presque étonné lui-même de l'effet de ses discours, M. Sophon me serra affectueusement la main et me conduisit chez un cultivateur de Varennes, où, au bout de six mois, j'étais devenu un intrépide travailleur. Après dix ans de service dans la même ferme, je me retirai avec 1200 francs d'économie. J'en pris une moitié pour acheter cette portion de terre, où moi-même j'ai bâti cette maisonnette. M. Sophon eut l'extrême bonté de me placer l'autre moitié. Mon temps se passe doucement à cultiver mon jardin, à soigner mes abeilles et mes chèvres. Du superflu que la Providence m'envoie, je retire encore chaque année une centaine de francs. Je dépense fort peu : voyez ma couche, elle est faite de mousse que je renouvelle chaque année, et sur ce lit, enveloppé d'une couverture de laine, je dors comme un

bienheureux. Je lave moi-même le
peu de linge que je possède et qui me
suffit. En été, je vais les pieds nus ;
en hiver, je les chausse de bons sabots. Ma nourriture est fort simple :
pour manger avec le pain que
j'achète, j'ai le produit de mon jardin, de mes abeilles, de ma chèvre,
et au bas de cette côte se trouve une
claire fontaine où je vais, chaque
matin, puiser l'eau qui m'est nécessaire. Que puis-je désirer de plus ?
N'ai-je pas cette douce et honnête
liberté après laquelle tout homme
aspire ? Qui peut se vanter d'être plus
heureux que moi ? Je ne suis tour-
menté par aucune ambition. J'ai l'estime et l'amitié de tout le pays : je ne
sais pas lire dans les livres, c'est vrai ;
mais du matin au soir je lis dans les
merveilles de la nature, j'assiste tous
les jours au lever de ce bienfaisant
soleil, et ce spectacle, Monsieur, me

ravit toujours. Oh ! quand je compare
ma vie présente, si honnête, si pure
avec ma vie passée, si ignoble et si
crapuleuse, je ne cesse de bénir le
digne homme qui m'a mis sur le chemin de la paix et du bonheur. »

Pendant que cet homme parlait,
je le considérais avec attention. Sa
noire chevelure et sa longue barbe
bien peignées ondulaient sur une sorte
de tunique de toile qui lui servait
tout à la fois de chemise et de vêtement. Cet habit quoique grossier était
aussi propre qu'on pouvait le désirer.
Je remarquai que ses pieds, ses bras
toujours nus étaient lavés avec soin.
Sa chambrette, où l'on ne voyait
qu'un lit de mousse et un tapis de
jonc jeté sur le sol, était soigneusement tenue. Ainsi, me disais-je,
voilà un homme qui, affranchi de
toute espèce d'ambition, vit content
au milieu de sa pauvreté. Bien qu'il

manque d'une foule de choses que
nous considérons comme indispensables à la vie, il n'en est pas moins
attentif à suivre les conseils que lui a
donnés M. Sophon pour la conservation de sa santé. Il sait qu'un
homme peut vivre sans souffrance en
mangeant du pain, des fruits et du
lait; il s'en contente et ne s'attache
qu'à les choisir de bonne qualité.
Etendu sur une mousse sèche et odo-
rante, il dort avec plus de volupté
peut-être que le riche inquiété, tour-
menté par mille préoccupations. Il
n'a point à craindre les affreuses
maladies qui jamais ne troublent une
vie simple, frugale et active comme
celle qu'il mène. N'étant plus sous
la domination du génie du mal, il ne
connaît point d'ennemis; tous les
Varennois, qui lui ont donné le sur-
nom d'anachorète, sont pour lui
autant de protecteurs. Je rendis

compte de cette visite à M. Sophon, qui ajouta encore quelques détails sur la manière de vivre de cet homme qui comprenait si facilement le bonheur de la vie.

CHAPITRE XV.

Il y avait six mois que j'étais au milieu de la famille Sophon. Chacun avait une telle habitude de me voir que j'étais regardé comme un enfant de la maison. Je sentais que, pour mon bonheur, ma vie devait toujours être confondue avec la leur. Puis l'amour que je ressentais pour mademoiselle Marie devenait de jour en jour plus vif. Aimé de M. Sophon, chéri de ses enfants, je me décidai à toucher enfin la corde du mariage. Malgré mes dissipations, j'avais encore dix mille livres de rente; je savais d'ailleurs que, sous le rapport de la fortune, M. Sophon n'était point homme à faire des objections. Il s'attachait aux qualités morales plutôt qu'aux questions d'argent. J'allai trouver M. de Roquefeuille et le priai d'entamer et de poursuivre cette négociation. Ce digne prêtre accepta la mission, et dès le lendemain je le vis au château. On me laissa ignorer quelque temps le résultat des pourparlers. Un matin, comme j'allais, suivant ma coutume, saluer M. Sophon et m'entretenir avec lui, il me dit enfin que mademoiselle Marie acceptait ma proposition. En apprenant cette nouvelle, ma joie fut extrême. Je me voyais pour la vie uni par des liens indissolubles à cette respectable famille, au milieu de laquelle j'avais trouvé tant de causes de bonheur. Je courus presser dans mes bras cette excellente jeune fille qui m'avait trouvé digne d'être son époux. L'époque de notre mariage fut fixée après la moisson qui devait commencer incessamment. M. de Fosseuil, qui voulait que toute sa maison partageât la joie de cette cérémonie, désirait être débarrassé des travaux les plus urgents. Sûr de mon alliance avec mademoiselle de Fosseuil, je ne me considérai plus dès lors comme étranger, mais comme un vrai membre de la famille, et je donnai un libre cours à toute la franchise de mon amitié. Alexandre et Emile n'étaient plus pour moi des amis excellents, mais des frères, et je ne savais comment leur témoigner tout le bonheur et toute la joie que j'en ressentais. En attendant le moment fixé pour la célébration de notre union, j'allai souvent avec M. de Fosseuil voir les moissonneurs.

— Vous devez, sans doute, lui dis-je un jour, compter un grand nombre de malades après la moisson? Des travaux aussi rudes entrepris par une si grande chaleur doivent amener quelques dérangements dans la santé de ces ouvriers ?

— Ces indispositions, dont vous parlez, arrivent quelquefois, mais toujours par suite d'imprudences. Les ouvriers qui travaillent à la tâche, voulant terminer promptement ce qu'ils ont entrepris pour aller recommencer sur un autre point, et faisant plus qu'ils ne peuvent, se donnent des courbatures et sont obligés de garder le lit. Mais pour celui qui se met à l'abri des imprudences, ce travail, tout pénible qu'il vous paraît, n'est pas plus dangereux qu'un autre. Ils sont tous, comme vous voyez, vêtus très-légèrement, la tête ombragée par un large et léger chapeau de paille. Nous leur recommandons de ne point se laisser tourmenter par la soif. Près d'eux, sous l'ombre d'une gerbe de blé, est une énorme bouteille renfermant une eau légèrement spiritueuse et de temps en temps ils vont se rafraîchir.

— Cette eau ne. leur fait aucun mal?

— S'ils la buvaient très-froide et en grande quantité, elle aurait du danger; mais en la buvant par petites gorgées ou en y ajoutant un peu de bonne eau-de-vie et mieux encore un tiers de café, comme nous le leur conseillons, cette eau devient une boisson convenable et capable de soutenir les forces que l'excès de chaleur énerve facilement. Ils n'attendent pas que la soif soit excessive pour venir se désaltérer, ils boivent peu et souvent. Quand ils quittent leurs travaux pour prendre leurs repas, nous les engageons bien à changer de chemises lorsqu'elles sont mouillées, de se couvrir de leurs blouses et de ne point aller se reposer sous un ombrage

trop frais. Leur transpiration arrêtée
amènerait bien vite des accidents.
Tous nos ouvriers sont tellement habitués à prendre toutes ces précautions
que vers l'heure de midi, où la chaleur trop forte les oblige à suspendre
leurs travaux, vous les verrez tous
se mettre en mesure. »

En effet, vers le milieu du jour, ils
cessèrent de travailler, et quelques
uns par trop mouillés changèrent de
linge et, au lieu d'aller se mettre à
l'ombre, s'étendirent sur des gerbes
de blé tournant le dos au soleil. Après
un léger repas, ils se livrèrent au
sommeil, la tête soigneusement ombragée par une sorte de tente dressée
à la hâte.

— Les travaux de la moisson ne
sont pas les plus dangereux pour la
santé des ouvriers, me dit encore
M. de Fosseuil, ceux du mois de mars
et d'avril sont plus perfides et deman-

dent plus d'attention. La température, quoique attiédie par le souffle du printemps, ne permet pas encore de se débarrasser des vêtements d'hiver et le corps, gêné par ces étoffes de laine. ne tarde pas à transpirer. Surpris par cette sueur, le travailleur ôte ses habits et se met à l'aise. Tant qu'il est en mouvement il n'a rien à craindre, mais dès l'instant qu'il reste inactif, l'air frais arrête la transpiration et la santé est bientôt troublée. Toutes les fois qu'on travaille fortement, il ne faut point que les membres soient gênés dans leur mouvement par de grosses étoffes qui, en empêchant l'évaporation de la sueur, vous exposent au danger des maladies de poitrine.

— L'action du froid ne nous fait donc mal qu'autant qu'il répercute la transpiration de notre corps?

— Oui, mon ami, c'est ce que

l'expérience a constaté. Si un courant d'air froid agit sur une surface suante de la peau, peu de temps après des phénomènes morbides se manifestent.

CHAPITRE XVI.

La moisson rentrée et entassée dans les granges, on commença à faire les préparatifs nécessaires pour la célébration de notre mariage. Au jour fixé, toute la famille se rendit à l'église où M. de Roquefeuille nous donna la bénédiction nuptiale. Après la cérémonie civile et religieuse, il y eut un grand repas auquel furent invitées toutes les notabilités de Varennes. Tout avait été arrangé dans le parc pour procurer des plaisirs

variés à tous les Varennois. Le soir,
comme je me promenais avec ma
nouvelle épouse, et que nous admi-
rions la joie de tous les invités,
M. Sophon me prit à part.

— Maintenant que vous êtes, par le
fait d'une convention sociale et religieuse, rangé au nombre de mes enfants, je vous dois de nouveaux conseils qu'un père doit donner à son fils
dans ces sortes de circonstances. Je ne
vous entretiendrai point sur l'importance des nouveaux devoirs que vous
venez de vous imposer ; un homme
qui a des sentiments nobles et élevés
comme ceux que je vous connais n'a
pas besoin d'instructions à cet égard.
Je veux vous entretenir sur certains
actes que le mariage rend légitimes.
Lorsque vous êtes venu près de moi,
mon ami, vous devez vous rappeler
dans quel état fâcheux se trouvait
votre santé, vous devez vous rappeler

aussi que cette santé, dont vous désespériez, avait été en grande partie compromise par les excès auxquels vous vous étiez livré. Quand on est jeune, on n'écoute que sa vigueur ; au lieu de la ménager on l'use jusqu'à ce qu'elle soit épuisée ; on ne voit sa faute que quand la faiblesse, les maladies vous obligent à reporter vos pensées vers le passé. Que de remords alors vous assiégent ! Ah ! avec quel ménagement on se conduirait si une autre vie vous était donnée ! Si ce plaisir trop souvent répété ne détruisait encore que la santé, il serait peut-être dans la possibilité humaine de la refaire ; mais c'est qu'il affaiblit sans remède toute la partie morale de notre individu ; il anéantit nos facultés intellectuelles les unes après les autres ; en un mot, il nous énerve et nous fait quitter le sceptre pour la quenouille. Mon fils, ne compromettez point de nouveau cette santé que vous avez retrouvée au milieu de nous; ménagez vos forces, et ce plaisir que vous allez goûter, et qui ne semble fait que pour la jeunesse, vous sourira encore dans un âge très-avancé. En toutes choses, mon ami, jouissons doucement, c'est le moyen de jouir plus longtemps. »

Ces conseils devenaient pour moi à peu près inutiles. Instruit par l'expérience des funestes effets des abus de ce plaisir, je m'étais bien promis de vivre avec une extrême réserve et d'éviter tout ce qui pourrait porter atteinte à ma santé, qu'à mon grand étonnement j'avais pu ressaisir. Oui, il était bien vrai que l'affaiblissement de ma constitution était dû à cette sorte d'excès auquel je m'étais livré sans discernement. Entraîné par d'imprudents amis, à quelles sottises ne m'étais-je pas livré! Que de fois

je m'éveillai le corps las, fatigué,
comme si j'eusse fait la veille une
longue course ! De mon cerveau,
épuisé par des surexcitations inutiles,
s'échappaient des idées tristes et mé-
lancoliques et, pour sortir de cette
souffrance morale, je me sentais
encore obligé de recourir à de nouveaux excès.

Mon union avec mademoiselle de
Fosseuil n'était point le résultat
d'une affaire d'intérêt ni de convenance, mille qualités physiques et
morales l'avaient provoquée et un
amour sage et réfléchi la cimenta.
En épousant mademoiselle de Fosseuil
je savais que je m'adjoignais une
compagne dont les excellentes vertus
m'aideraient à vivre heureusement
ici-bas. Le mariage, je le sais, est aux
yeux de bien des gens une véritable
puérilité ; mais pour moi, une alliance
qui doit confondre deux familles, qui

doit enchaîner par des liens indissolubles deux individus qui peut-être
ne se sont jamais vus, est de la plus
grande importance sous une foule de
rapports. L'homme qui ne s'attache
point à connaître les perfections ou les
imperfections de celle qu'il recherche
et qui ne voit derrière elle que la
somme d'argent qu'elle apporte, et la
femme qui ne voit dans son prétendant
qu'une industrie plus ou moins lucra-
tive, courent de grands risques! Un
ménage qui n'a pas pour lien un
échange de sentiments affectueux et
qui ne repose que sur des piles
d'écus, ne connaît point le bonheur et
s'ébranle ordinairement au moindre
choc. Ces mariages deviennent autant
de causes de maladies. L'indifférence
qui règne entre les deux époux, le
manque d'égards qu'ils ont l'un pour
l'autre, cet esprit de contrariété qui
domine partout, fait verser bien des

larmes, tient le système nerveux dans
une irritation continuelle et la souffrance morale et physique ne tarde
pas à naître chez la femme, cet être
faible et aimant qui au lieu d'affection
et de bienveillance ne trouve dans
son mari que froideur et rudesse.
Une bonne union est au contraire une
source de santé où viennent se noyer
les peines et les chagrins que dans
notre état de société on rencontre à
chaque pas. Pour me rendre digne
de la confiance de M. Sophon et de
la préférence que m'avait accordée
mademoiselle de Fosseuil, je devais
faire tout ce qui dépendrait de moi
pour lui procurer dans mon intérieur
cette vie douce qu'elle quittait. Marie,
instruite par son père des devoirs
qu'elle avait à remplir, se montrait
toujours docile à ma volonté et si elle
avait quelques observations à me
présenter, elle le faisait avec une

douceur, une touchante éloquence qu
me rangeait toujours à ses avis. Nous
restâmes encore un mois à Tachainville et, vers la fin d'octobre, les
vendanges étant finies, toute la famille
alla passer l'hiver à Paris, où M. et
madame de Fosseuil vinrent nous
rejoindre peu de temps après.

CHAPITRE XVII.

Je revis cette grande ville avec
un extrême plaisir, mais avec une
santé tout autre que celle que j'avais
lorsque je la quittai au mois de mars.
Les amis nombreux qu'avait M. Sophon vinrent le visiter aussitôt qu'ils
apprirent son arrivée. Plusieurs lui
étaient attachés comme moi par la

reconnaissance ; il avait guéri l'un ou maintenu la santé de l'autre par ses bons conseils. L'amitié dont je le voyais entouré à Paris était aussi sincère que celle dont j'avais été témoin à Tachainville. Qui n'aurait point aimé M. Sophon ? C'était un homme si véritablement bon, si affable, si humain qu'on ne pouvait le voir deux fois sans ressentir pour lui un vif attachement. L'hôtel qu'il habitait était situé près le jardin du Luxembourg dans une rue large et peu fréquentée. Je trouvai dans cet hôtel toutes les dispositions hygiéniques que j'avais observées à Tachainville. La façade principale regardait le midi, et les chambres étaient grandes, bien aérées et avaient des vues sur le jardin. L'appartement qui nous était destiné, se composait d'une grande chambre à coucher à deux lits, de deux cabinets de toilette et d'un

11.

petit salon. Partout le confortable l'emportait sur le luxe. Comme l'hiver commençait à se faire sentir, des bouches de chaleur répandaient dans tout l'hôtel une douce et agréable température.

— Vous préférez donc, dis-je à M. Sophon, ces appareils calorifiques aux cheminées ?

— Oui, c'est une innovation heureuse sous bien des rapports. La chaleur que ces conduits convenablement distribués entretiennent, est partout la même et cette chaleur ne deviendrait funeste qu'autant qu'elle serait poussée à un très-haut degré ; dans les grands froids on ne dépasse jamais ici dix à douze degrés Réaumur. Séjournant au milieu d'une telle température, on ne saurait avoir froid et les 'bronches n'étant point desséchées par un air brûlant, peuvent sans inconvénient s'exposer à l'air extérieur. Une cause ordinaire des rhumes en hiver, c'est la chaleur excessive que beaucoup de personnes développent dans leurs appartements; cette chaleur est telle qu'elle va jusqu'à provoquer une déperdition de liquide à ce point qu'au milieu de cet air desséchant on éprouve à chaque instant le besoin de se désaltérer. Si dans cet état le froid du dehors agit brusquement sur vous, immanquablement vous restez enrhumé et vous vous prédisposez aux affections catarrhales. C'est donc une grande faute de trop élever la température de la chambre qu'on habite. Garantissez vos pieds du froid et de l'humidité surtout par de bonnes chaussures, et de la fraîcheur du sol par de bons tapis ; abritez votre corps par des vêtements de laine et si, malgré ces précautions, vous ressentez quelques atteintes du froid, remuez-vous un peu, ce moyen sera

plus salutaire que de ranimer l'ardeur
de votre foyer.

— Beaucoup de ménages se chauffent avec des poêles, cet appareil
simple est-il préférable aux cheminées?

— Quand la pièce est grande, que
le poêle est alimenté avec prudence,
il est tout aussi sain qu'un feu de cheminée; mais beaucoup de personnes
ne savent pas s'en servir, et trouvent
dans son usage des causes fréquentes
de maladies. Pour qu'un poêle fût
sain, il faudrait qu'il fût en terre et
continuellement entretenu à l'aide
d'une petite quantité de bois dur;
qu'un vase à large ouverture et rempli
d'eau fût sur la tablette. Ainsi entretenu, il maintiendrait la température
à douze ou quinze degrés. Lorsqu'au
contraire un poêle est chauffé par
boutades, à l'aide de bois blanc ou de
charbon de terre, la chaleur excessive

qu'il produit tout d'un coup, si la chambre est petite, dessèche la poitrine et altère vite la santé. Il est bien rare que les gens qui se garantissent du froid à l'aide d'un tel moyen, ne soient pas continuellement enrhumés et sujets aux maux de tête. Si ces personnes séjournent longtemps dans cette atmosphère, leur teint ne tarde pas à changer et à prendre tous les caractères de la souffrance. Quand l'habitation est petite, il vaut mieux se servir d'un feu de cheminée, parce que celui d'un poêle, quoique poussé modérément, transforme votre chambre en une véritable étuve. Les poêles de fonte, qui malheureusement se propagent dans les campagnes à cause de leur solidité et de leur bas prix, sont des appareils de chauffage très-malsains. Ils s'échauffent très-rapidement, et se refroidissent de même. Inutile de vous avertir du danger de se chauffer avec le charbon ou la braise d'un fourneau placé au milieu d'une chambre. Tout le monde sait que la partie vivifiante de l'air étant absorbée par l'action du feu, il ne reste plus qu'un air impropre à la vie et qui vous tue. Dans les campagnes, on a l'habitude de passer l'hiver dans les étables; ce n'est point un séjour insalubre, si cette étable est grande, propre et largement éclairée. Mais ceux qui veillent dans des caves s'exposent, par l'air humide et frais au milieu duquel ils se trouvent, à contracter des douleurs rhumatismales. Que de causes, vous voyez, peuvent, pendant les froids, amener ces rhumes opiniâtres qu'on a tant de peine à combattre, et qu'il serait si facile d'éviter en prenant les précautions que le simple bon sens vous prescrit. On attache peu d'importance à un rhume, on néglige d'y porter remède, il ne faut cependant pas ignorer qu'une toux souvent répétée amène des désorganisations graves qui se font sentir dans un âge plus avancé. »

Toutes ces petites précautions qui contribuent au bon état de la santé, étaient tellement passées en habitude dans la maison de M. Sophon, que chacun les observait, comme si elles lui eussent été naturelles. Aussi ne voyait-on presque jamais régner dans cette maison ces maladies épidémiques qui, chaque année, indisposent dans Paris un si grand nombre d'individus. Au retour de M. et de madame de Fosseuil, une grande soirée dansante fut projetée à l'occasion de notre mariage. Les spacieux salons de M. Sophon lui permirent d'inviter ses nombreux amis, sans qu'ils eussent à souffrir de la gêne qu'occasionnent ordinairement ces grandes réu-

nions. Comme il voulait qu'on trouvât
chez lui du plaisir et non des germes
de maladies, il disposa tout en conséquence. Trois grandes pièces furent
mises à la disposition des invités. La
plus grande fut destinée à la danse ; le
billard et les différentes tables de jeu
furent dressés dans les deux autres.
Une chaleur modérée était répandue
dans ces salons attenant les uns aux
autres, et les appartements inutiles
furent fermés avec soin, pour qu'aucun courant d'air ne pût s'établir. Les
murailles n'étaient point surchargées
de faisceaux de lumière, luxe inutile
et dangereux, si l'on réfléchit que
chaque bougie est une bouche qui réclame et vous dispute sa portion d'air.
La danse était posée, décente. Pendant les longs intervalles qui sépa-
raient les quadrilles, on se livrait à
la conversation ou à d'autres amuse-
ments Les boissons rafraîchissantes

préparées avec soin n'avaient point
ce froid saisissant et dangereux, qu'on
savoure avec un plaisir perfide. Leur
température était à peu près la même
que celle des salons au milieu desquels nous nous trouvions. Le petit
souper qui fut servi au moment du
départ, se distinguait par sa délicatesse et l'élégante disposition des viandes, des petits gâteaux et des fruits
secs qui le composaient. Vers minuit,
chacun se retira. Toutes les jeunes
filles ou femmes que j'avais remar-
quées à cette soirée et qui toutes,
pour la plupart, suivaient plus ou
moins régulièrement les conseils que
M. Sophon avait eu occasion de leur
donner, paraissaient avoir une bonne
santé; mais la fraîcheur d'aucune
d'elles n'égalait celle de Marie.

CHAPITRE XVIII.

Chacun de nous reprit bientôt toutes ses petites habitudes. M. Sophon
n'ayant plus de jardin à cultiver, s'occupait de lecture ou de petits travaux
de menuiserie. Emile fréquentait les
ateliers des grands maîtres, pour se
perfectionner dans l'art de la pein-
ture qu'il aimait passionnément. Ces
dames passaient leur temps à des
lectures agréables et instructives, à
quelques travaux d'aiguille, ou à étu-
dier pour le soir quelques productions musicales nouvelles, ou enfin à
rendre les visites qu'elles recevaient.
N'ayant plus autour de nous les ma-
gnifiques promenades des environs de
Tachainville, lorsque le temps le
permettait, nous parcourions en famille quelques allées du jardin du

Luxembourg. D'autres fois nous poussions notre course jusqu'au jardin des Tuileries, aux Champs-Elysées ou sur les boulevarts, évitant toujours les passages et les endroits où la foule par caprice se plaît à s'entasser, et qui deviennent dangereux pour une femme, par les chocs violents qu'elle peut y éprouver. Continuant mes études sur l'histoire naturelle, j'allais souvent avec Alexandre au Jardin-des-Plantes soit pour visiter le musée, soit pour y écouter les leçons d'habiles professeurs sur des sujets qui pouvaient nous intéresser. L'étude avait pour moi tant de charmes, que les heures que je lui consacrais s'écoulaient avec une étonnante rapidité. Le soir, plusieurs personnes venaient se joindre à nous et nous partagions agréablement notre temps entre la conversation et le jeu. Parmi les habitués de nos soirées, je remarquai un homme dont la fi-

gure franche et distinguée me plaisait
beaucoup, il occupait une des premières places dans une importante
administration. Sachant que les occupations de cet homme prenaient tous
ses instants, et remarquant que malgré la privation des distractions que
procure la promenade, sa santé paraissait excellente, je m'informai un
jour comment il se faisait qu'obligé
de passer sa vie dans un bureau, il se
portât si bien.

— Je n'ai pas toujours eu cette
santé que vous me voyez, me dit-il ;
grâce aux bons avis de M. Sophon,
ma constitution s'est améliorée, et
bien que mes occupations soient les
mêmes, ma santé s'est toujours très-
bien maintenue depuis que je les mets
en pratique. Je me lève habituellement à six heures ; quelquefois plus
tôt encore ; après avoir bu un verre
d'eau, je fais une petite promenade,

ou je travaille dans mon cabinet, lorsque le temps y met obstacle. Je déjeûne fort modérément, et toujours d'après les principes de M. Sophon, que vous connaissez sans doute. Autrefois mangeant beaucoup et sans discernement, je sentais, en travaillant, ma tête pesante, douloureuse, et des migraines fréquentes m'obligeaient à rentrer chez moi. Depuis que je suis le régime que votre excellent beau-père m'a tracé, je n'éprouve plus ces inconvénients. Le soir, quand mon travail administratif est fini, je dîne bien, je me promène ensuite, et vers dix heures je me couche.

— Mais ce travail de cabinet doit vous échauffer, vous fatiguer ?

—Lorsque je suis las d'être assis, je travaille debout ou je me promène de long en large dans mon cabinet, et ce petit exercice me fait du bien, me ré-

chauffe les pieds et active ma circulation. La chambre que j'occupe, quoique
petite, est saine, bien aérée, et en hiver
j'ai soin de ne pas trop élever la température de l'atmosphère qui m'entoure.
Autrefois, au lieu d'avoir un fauteuil à
siége résistant, j'avais un siége moelleux et quand la fatigue me prenait,
au lieu de me distraire, je me laissais
aller à un sommeil perfide qui toujours m'engourdissait les sens et me
rendait l'imagination paresseuse. Ce
qui contribuait encore puissamment
à déranger ma santé, c'est le mélange
absurde que je faisais des aliments.
Depuis que ma nourriture est simple,
naturelle, que je fais usage de l'eau
et que je ne me brûle plus le corps
de café, de thé, de chocolat et de vin,
je vous avoue que je me porte on ne
peut mieux. » Je me rappelai qu'en
effet M. Sophon m'avait dit qu'il fallait manger en raison des dépenses que

faisait notre corps. L'ouvrier qui pendant douze heures emploie toutes ses forces à travailler le fer, le bois, la terre, etc., etc., a besoin d'une nourriture plus substantielle que le buraliste qui reste assis sur sa chaise des journées entières. Il est certaines autres professions qui, ne nécessitant pas un grand développement de forces, exigent que les ouvriers qui les exercent vivent sobrement, s'ils veulent se mettre à l'abri des gastrites et d'une foule d'autres maladies dont ils sont ordinairement les victimes. L'homme de lettres ne travaille bien que le matin, parce que les fonctions du cerveau n'étant point contrariées par celles de l'estomac, se font avec plus de perfection. Le travail intellectuel est toujours pénible et dangereux lorsqu'on s'y livre immédiatement après le repas. Si les hommes s'observaient et veillaient avec plus d'attention à

leur santé, si difficile à rétablir quand
une fois elle est dérangée, ils évite-
raient toutes ces maladies qui mois-
sonnent tant d'individus dans la force
de l'âge. »

Le spectacle était encore une de
nos distractions du soir, et ma femme
aimait à y aller, d'autant plus souvent que c'était pour elle un plaisir
nouveau ; mais nous évitions de nous
y rendre les jours où la foule s'y donnait rendez-vous : le plaisir qu'on y
prend est payé trop cher par la
souffrance que vous impose l'air em-
pesté qui vous y suffoque. Comme je
savais que ma femme n'avait jamais
été au spectacle avant son mariage,
j'en demandai le motif à M. Sophon.

— Lorsqu'une jeune fille possède
une belle santé, pourquoi la troubler
par des émotions dont elle n'a pas
besoin. S'il est des pièces morales, il
en est d'autres, sinon tout-à-fait con-

traires aux mœurs, du moins fort légères ; et la santé, l'avenir d'une jeune
fille courent de grands risques, quand
elle prend goût aux gestes, aux paroles
qui se débitent sur la scène. Croyez-
vous qu'elle repose tranquille, après
avoir assisté à quelques-unes des actions de la vie, que la passion inté-
resse et anime? Son imagination im-
pressionnée ne peut-elle pas, dans son
sommeil, lui retracer tous ces ta-
bleaux? et ces circonstances répétées
ne tardent pas, je vous l'assure, à
faire naître en elle des idées d'amour
et de volupté. Adieu alors cette belle
santé qui faisait votre orgueil. Elle
languit et jaunit comme la plante dont
la racine est atteinte par la sécheresse.
Que de mères imprudentes sont cause,
en effet, de l'état maladif de leurs enfants, en les traînant au théâtre, qui
est une école où leur sont données
d'habiles leçons de coquetterie et

d'indépendance ! Un autre venin, qui en salissant l'imagination altère la santé de la jeunesse , c'est la lecture de ces romans, de ces pitoyables écrits qui, tournés et retournés de mille manières, n'ont toujours que des intrigues d'amour pour sujet. Sous le rapport moral, le spectacle devient moins dangereux pour une femme, une fois qu'elle est mariée; mais, sous le rapport de la santé, il a quelquefois des inconvénients. Les jours où vous aurez quelques amis à traiter, où vous dînerez plus copieusement que de coutume, gardez-vous d'aller, immédiatement après être sortis de table, vous asseoir au milieu d'un théâtre, où l'air n'a plus la pureté qui vous convient. Mangez peu, ou avancez l'heure du repas de manière que votre digestion soit presque terminée quand le moment du spectacle sera venu. Les gens qui sortent d'une bonne table pour aller à la comédie font une grande faute; car alors qu'ils ont le plus grand besoin d'un air vif, excitant, qui puisse aider le travail de l'estomac chargé plus que de coutume, ils vont se placer, s'entasser au milieu d'un air vicié par une foule d'émanations qui, loin d'activer la circulation du sang, la ralentissent ou lui communiquent un mouvement fébrile. Aussi que d'individus, qui ne prennent pas ces précautions, sortent de là atteints d'affreux maux de tête ou d'autres indispositions ! »

CHAPITRE XIX.

Toutes les fois que je me trouvais seul avec M. Sophon, soit à la promenade, soit dans son cabinet, je

ne manquais point de m'informer de
tout ce qui pouvait m'être utile. Flâ-
nant un soir dans un des plus beaux
quartiers de Paris, je me plaisais à contempler la richesse des superbes magasins qui s'offraient sur mon passage,
lorsqu'à ma grande surprise, mes yeux
éblouis par la vive lumière qui y brillait, ne tardèrent pas à se fatiguer et
à devenir douloureux. J'en fis l'observation à M. Sophon.

—L'œil, me dit-il, est un organe bien
délicat, qui, pour être conservé intact
jusque dans l'âge le plus avancé, exige
bien des précautions. Si vous avez vu
nos Varennois porter, pendant les chaleurs de l'été, des chapeaux de paille à
larges bords, c'est autant pour se garantir les yeux que la tête des effets des
rayons solaires ; et ces rayons sont
d'autant plus à craindre, qu'ils sont
réfléchis par un corps blanc. Si vous
restiez quelque temps en face d'un

mur blanchi, exposé à l'intensité du
soleil, vous ne tarderiez pas à souffrir
soit des yeux, soit de la tête. Aussi,
est-il prudent de colorer d'une teinte
grisâtre le côté de la maison qui regarde le midi, pour éviter les fâcheux
effets du rayon d'incidence et du rayon
de renvoi. Ce que je vous dis pour
le soleil, je vous le répéterai pour
toute lumière artificielle trop vive.
Sous l'influence d'une grande clarté,
la pupille, maintenue dans un état de
contraction prolongée, devient bientôt
douloureuse; et c'est ce qui explique
le mal que vous avez ressenti en regardant trop longtemps ces magasins
si vivement illuminés. Certains ren-
tiers, qui passent une partie de leur
journée les yeux fixés sur leur foyer
dont l'entretien est pour eux une sorte
de distraction, ne doivent point être
étonnés de contracter des ophthalmies
ou des cataractes. Le gaz est fort bon

pour l'éclairage des rues ; il projette
une lumière vive et toujours la même,
ce qui n'est pas sans importance pour
une ville tumultueuse comme Paris ;
mais dans un petit magasin, ce sys-
tême doit avoir des inconvénients.
Indépendamment du feu brillant qu'il
fournit et qui fatigue la vue, le gaz,
en brûlant, répand une odeur qui altère la pureté de l'air. Pour adoucir sa
trop vive clarté, on doit la voiler par
un abat-jour quelconque et renouveler
fréquemment l'air vicié de l'endroit
qu'il éclaire. Ce qu'il faut surtout que
vous sachiez, c'est la manière dont vous
devez vous éclairer pendant votre
veille. Une bonne lampe, munie de son
abat-jour et alimentée par une huile
épurée, est de tous les moyens d'éclairage le plus simple et le plus convenable. La lumière, qu'on augmente
au degré que l'on veut obtenir, est
toujours la même, et l'huile en brûlant

ne répand point d'odeur désagréable. Le suif, au contraire, exhale une fumée puante et assez abondante pour vicier l'air de votre appartement. A part cet inconvénient, la clarté vacillante que fournit la chandelle n'est jamais la même, et si vous oubliez de la moucher soigneusement, le dégagement de fumée grasse devient plus considérable et, par là, plus dangereux. Une bougie bien préparée est encore un excellent moyen d'éclairage. »

—Puisque nous en sommes sur la veille, dis-je à mon respectable grand-père, est-il salutaire de passer une partie de la nuit à travailler ?

—Si nous suivions l'ordre des choses naturelles, nous cesserions tout travail aussitôt que le soleil se couche ; mais puisque, dans une foule de circonstances, nous ne voulons pas nous soumettre aux lois de la nature, tâchons, tout en évitant de nous y con-

former, et en vivant suivant notre bon
caprice, de ne rien faire qui soit préjudiciable à notre santé. Ne veillez jamais, mon ami, trop avant dans la
nuit. Rien ne fatigue plus le cerveau
qu'un travail nocturne. Si vous aimez
l'étude, au lieu de rester dans votre
cabinet jusqu'à minuit, il vaut mieux
vous coucher plus tôt et vous lever le
lendemain de meilleure heure. Le travail de la nuit est si peu naturel que
peu de personnes le soutiennent sans
prendre préalablement quelques excitants du cerveau. Combien sont peu
raisonnables ceux qui ont la funeste
habitude de se coucher très-tard et de
ne sortir de leur lit qu'à l'heure du
déjeûner ! Vous ne verrez jamais ceux
qui contractent de telles manies vivre
longtemps ni avoir une bonne santé.

— L'expérience a-t-elle fait connaître le nombre d'heures qu'il fallait
consacrer au sommeil ?

— Il est des individus qui se portent bien en ne dormant que six heures, d'autres qui sont mal à l'aise quand ils ne sont pas restés neuf heures au lit ; mais, règle générale, on ne doit pas dormir moins de sept heures ni plus de neuf. L'abus du sommeil vous énerve et vous dispose à l'embonpoint. Gardez-vous d'imiter la mollesse pernicieuse de certains riches qui ne dorment que sur la plume ou sur des piles de matelas. Au lieu d'éloigner d'eux toutes les causes de maladies, ils semblent au contraire courir au-devant de ce qui peut leur être funeste. Le corps, étendu sur une couche moelleuse et enveloppé de couvertures et d'édredons, transpire facilement, s'affaiblit, et la peau, par ce fait, devient très-impressionnable au froid. »

Les veillées, chez M. Sophon, se prolongeaient rarement au-delà de dix

12.

heures. Le salon était habituellement
éclairé par une forte lampe munie
d'un globe à demi-transparent et par
diverses bougies garnies de petits
abat-jour en papier vert ou bleu
qu'on mettait à la disposition de ceux
qui en avaient besoin. M. Sophon ne
souffrait jamais que ces dames tra-
vaillassent le soir sur des tissus noirs
ou sur d'autres objets qui demandent une grande application, et pour
reposer leurs yeux il voulait qu'elles
variassent leurs occupations. Ainsi,
quand elles avaient fait un peu de
tapisserie ou quelques points d'une
couture facile, elles jouaient, lisaient
ou faisaient un peu de musique. Vers
dix heures, M. Sophon donnait le
signal de la retraite, et à six ou sept
heures en hiver, cinq ou six en été,
chacun avait pris l'habitude de se
lever. A Tachainville, pendant la
belle saison, M. Sophon ne dormait

guère que six heures ; mais vers
midi, à cause de son grand âge, il faisait sa sieste. Souvent, fatigués par
nos courses matinales et par la chaleur, nous faisions comme lui. Les
diverses chambres à coucher étaient
toutes grandes, aérées et situées au
premier et au second étage. Les lits
de ces chambres étaient tous d'une
grande simplicité et à peine élevés
au-dessus du sol. Une tenture sou-
tenue par une flèche les abritait sans
gêner l'accès de l'air. Les matelas,
le traversin, les oreillers étaient rem-
bourrés de crin ; et dans les grands
froids, M. Sophon, malgré ses quatre-
vingts ans, n'ajoutait à la garniture
ordinaire de son lit qu'un couvre-pieds
légèrement ouaté. Le lit de chaque
chambre était placé de manière à ne
recevoir aucun courant d'air, toujours
perfide si pendant le sommeil il frappe
une partie du corps en moiteur. Bien

des gens, qui ne prennent pas ces précautions, se réveillent avec des douleurs qu'ils n'avaient pas la veille en
se couchant. M. Sophon avait fait
prendre toutes ces sages mesures aux
habitants de Varennes qui avaient
renoncé aux matelas de plume pour
les remplacer par ceux de crin, de
laine, de foin ou de mousse. Leurs
lits, au lieu d'être étouffés dans une
alcôve humide, où l'air arrive toujours
difficilement, étaient simplement gar-
nis de rideaux tenus toujours ouverts,
et au bas de chaque couche s'étendait
une natte de jonc dont le but était de
garantir leurs pieds nus de la fraîcheur du sol.

— Est-il bien malsain, lui dis-je,
de se coucher immédiatement après
avoir mangé?

— Dans la campagne, beaucoup de
gens ne font jamais autrement, et
cette habitude ne paraît pas influer

sur leur santé d'une manière fâcheuse. Pourtant, il est prudent de se coucher l'estomac vide, ou d'attendre que la digestion soit au moins bien avancée. Le sommeil est alors plus léger, plus parfait, plus réparateur en quelque sorte.

CHAPITRE XX.

Quoique persuadé que Marie avait été instruite par sa bonne mère de tous les petits soins dont elle devait s'entourer dans certains moments, je voulus, pour veiller plus sûrement à sa santé, savoir ce qu'il y avait à faire ou à éviter en pareil cas. Un jour, me promenant avec M. Sophon, je lui dis : — Chaque matin, ma femme se lave certains endroits du corps avec une eau à peine dégourdie. Ces

ablutions, agréables dans l'été, ne
peuvent-elles pas avoir des suites fâcheuses dans cette saison ?

— Mon ami, depuis son enfance
votre épouse est habituée à faire sa
toilette avec une eau fraîche. L'eau
chaude, il est vrai, nettoie mieux,
mais elle affaiblit, amollit les tissus
et les rend plus impressionnables. Ce
lavage, si indispensable et commandé
par la propreté, doit être suspendu
lors de l'écoulement menstruel. Pendant cette crise, dont la durée varie
beaucoup, une femme prudente doit
veiller à ce que rien ne vienne la
compliquer. Cette hémorrhagie pério-
dique est pour elle une source de
santé et sa cessation une cause de maladie. Elle doit donc suspendre de ce
côté toute lotion froide, éviter toute
sortie, toute fatigue, et surtout fuir
les émotions. Toute femme, considérée
dans ces moments comme impure,

doit être respectée. L'écoulement fini, elle doit se faire un devoir de se laver avec d'autant plus de soin, que c'est une sorte de matière humorale qui s'écoule par cette voie. » Comme M. Sophon parlait, nous rencontrâmes plusieurs jeunes gens munis de pipes et de cigares, et qui semblaient, faute d'autres distractions, trouver du bonheur à pousser de leur bouche des nuages de fumée. Désirant connaître ce que pensait M. Sophon de cette singulière manie, je le questionnai à ce sujet.

— Depuis longtemps, me dit-il, l'usage du tabac est introduit en France, et chaque année le nombre des consommateurs augmente. Est-ce donc une jouissance si agréable, si indispensable, pour que chacun doive se hâter d'en contracter l'habitude ? En vérité, mon ami, il est difficile de se rendre compte du plaisir qu'on

peut éprouver à respirer par le nez
une poudre âcre et irritante qui provoque l'éternuement, une abondante
secrétion des muqueuses nasales et
une sorte de vertige ; car tels sont les
phénomènes que détermine le tabac en poudre chez l'individu qui en
fait usage pour la première fois. Si,
malgré cette irritation locale provoquée par cette poudre, on persiste à
vouloir en prendre , peu à peu le nez
s'y accoutume, et tout le plaisir du
priseur consiste à satisfaire ce besoin
qu'il s'est créé. Mais son usage a-t-il
des inconvénients, me direz-vous ?
Oui ; d'abord, en altérant la sensibilité
des membranes du nez, il émousse le
sens de l'odorat, fait naître souvent
des productions morbides et imprègne
l'individu qui prise d'une odeur forte
et désagréable. La pipe a aussi des
inconvénients qui ne sont compensés
par aucun avantage. Le tabac est pour

nous un poison si actif, que celui qui
fume pour la première fois est pris de
vertige, de vomissements, de céphalal-
gie, aussitôt qu'il en a aspiré quelques
bouffées. Cet effet est prodigieux sur
l'individu dont la constitution est ner-
veuse. Le tabac à fumer ou à chiquer
provoque une abondante secrétion des
glandes salivaires, et la perte seule
d'un liquide si nécessaire à la mastication devrait faire renoncer à son
usage. Il est certain aussi que la fumée
de cette plante, qui contient une huile
empyreumatique, doit avoir une influence fâcheuse sur les dents : c'est
ce qui arrive toujours ; car si vous
examinez la bouche d'un fumeur ,
vous verrez que tous ces petits corps
sont plus ou moins altérés, et que leur
émail est d'une couleur sale et jau-
nâtre. Mais un des fâcheux résultats
de la pipe, c'est la mauvaise odeur
qu'elle communique à l'haleine. Car

rien n'est plus fétide, le matin, que la bouche malpropre d'un fumeur. Autant que possible, mon ami, ne contractez point de telles habitudes ; ce sont autant de besoins tout-à-fait inutiles et même dangereux que vous vous créeriez, et si quelques circonstances de la vie vous mettaient dans l'impossibilité de pouvoir les satisfaire, à quelle souffrance seriez-vous exposé ! »

Que de fois alors je me rappelai avoir troublé ma digestion en m'épuisant à fumer des cigares pour imiter d'autres jeunes gens aussi imprudents que moi.

M. Sophon étendait ses bienfaits non-seulement sur les pauvres de Varennes, mais aussi sur ceux de Paris. Il était heureux toutes les fois qu'il rencontrait une famille indigente et qu'il pouvait l'amener à goûter ses principes d'hygiène et de morale.

Pour arriver à ce but, il avait fait construire dans son quartier une vaste maison dont toutes les chambres étaient à la disposition des familles peu riches, moyennant une faible rétribution.

— Conseillez-vous à vos locataires, dis-je un jour à M. Sophon, le régime simple que suivent les habitants de Varennes?

— Leur régime est le même, me répondit-il, sauf quelques légères modifications. Comme ils ne trouvent point dans les rues de Paris l'air pur et fortifiant de la campagne, ils y suppléent, en quelque sorte, en aromatisant leur nourriture, en prenant pendant l'hiver, après le principal repas, soit une tasse de thé, soit une tasse de camomille ou de menthe et, pendant les grandes chaleurs de l'été, en se permettant un peu de bon café. Quant au vin, ils en usent d'autant plus ra-

rement que le bon, à Paris, est fort
cher, et que celui qui est à leur portée
est généralement de mauvaise qualité. »

Plus tard j'eus l'occasion de voir
par moi-même avec quelle admirable
simplicité ces honnêtes familles vivaient. Mon excellente et bonne épouse
avait confectionné dans ses moments
de loisir un vêtement de jeune enfant.
Porteur du modeste cadeau, je péné-
trai avec Marie dans l'intérieur du
ménage où elle devait déposer son
offrande. Je crois sentir encore le parfum de propreté qui régnait dans la
chambre de la jeune mère que nous
trouvâmes occupée à des travaux
d'aiguille. Il faisait froid : devant un
petit feu de bois et de charbon de
terre étaient assis deux beaux enfants
ayant toute l'apparence d'une robuste
santé.

— Comment faites-vous, dis-je à

cette jeune femme fraîche, jolie et propre jusqu'à la coquetterie, pour conserver cette riche santé au milieu de l'air de Paris ?

— En nous administrant avec simplicité et salubrité, me dit-elle, les choses indispensables au bien-être de la vie. Nous habitons, vous le voyez, un logement parfaitement assaini, et que je tiens le plus proprement qu'il m'est possible. En hiver, j'y entretiens une douce chaleur ; en été, une agréable fraîcheur : notre nourriture est fort simple. Le matin, nous déjeûnons avec des légumes qui varient suivant les saisons. Mon mari, qui travaille, ajoute un peu de viande à ces légumes, et boit quelquefois après son repas, une tasse de camomille à laquelle il mêle une cuillerée à café d'eau-de-vie. Cette boisson, le thé des pauvres, lui tient lieu de vin dont il n'use pas, ou du moins fort peu. Vers

le milieu de la journée, mes enfants
mangent un peu de pain, des fruits
ou autre chose, et le soir une bonne
soupe est encore le principal plat de
notre dîner.

— Combien gagnez-vous par jour?

— Nous gagnons de trois à quatre
francs.

— Avec cette faible somme vous
pouvez subvenir aux besoins de votre
petite famille?

— Oui, Monsieur, et nous pouvons
encore chaque année faire des économies. Avec un peu d'intelligence, de
l'ordre et de l'activité on fait bien des
choses dans un ménage. Si mon mari
allait le dimanche enfouir une moitié
du produit de sa semaine dans les ca-
barets de la barrière; si mes faibles
gains étaient absorbés par les exigences
de ma toilette, non, Monsieur, cette
faible somme ne suffirait pas; mais
mon digne époux comprend ses de-

voirs, comme moi, Monsieur, je sais comprendre les miens. »

En prononçant ces derniers mots, cette jeune femme releva la tête avec fierté.

— Vous êtes heureux ?

— Nous sommes parfaitement heureux ; nous prions Dieu tous les jours qu'il nous continue ces mêmes bienfaits. »

Je sortis émerveillé de tant de sagesse et de tant de vertu.

— Tous les ménages qui occupent cette maison, me dit Marie, sont tous aussi remarquables ; et ce que vous avez trouvé si digne d'admiration est encore l'ouvrage de notre bon père. Voyez! tout en travaillant pour le public, cette jeune femme trouve le temps d'apprendre à lire à ses enfants, de confectionner leurs vêtements et jusqu'à leurs bas qu'elle fait avec des lisières. Quelle joie et quel bonheur,

mon ami, pour un honnête et labo-
rieux ouvrier, de venir le soir se reposer dans les bras d'une telle femme?
Quelle différence entre cette vie si
simple, si belle, et celle si ignoble et
si crapuleuse que mènent ces malheureux ouvriers que la passion du
vin déshonore et avilit; qui se plaisent
dans la fange et l'affreuse misère, sans
jamais regarder au-dessus d'eux pour
y chercher des vertus qui rendent
l'homme, aux yeux de ses semblables,
si honorable et si digne!

— Ce petit ménage prospère, dis-je
à Marie, parce qu'il y a de la santé;
mais si quelque maladie, par suite
d'imprudence ou d'accident, venait à
fondre sur l'homme ou la femme,
toutes ces économies, amassées avec
tant d'ordre et d'amour, fondraient
comme la neige au soleil.

— Non, mon ami, mon bon père
a pourvu à tout. D'abord, leur genre

de vie les met à l'abri de ces nombreuses indispositions qui retiennent
souvent au repos tant d'ouvriers vivant mal ; mais, quand pourtant une
maladie les met dans l'impossibilité de
travailler, mon bon père a fondé une
association de riches charitables, qui
donne au ménage la somme d'argent
que le mari gagne habituellement :
de cette façon le petit dépôt reste intact : et le malade attend, sans décou-
ragement et sans aigreur, la fin de ses
souffrances. Je ne pouvais taire mon
admiration pour M. Sophon qui laissait partout sur son passage des traces
d'une bonté si généreuse et si attentive.

CHAPITRE XXI.

Après avoir passé un hiver fort
agréable à Paris, vers la fin de mars,
nous songeâmes à retourner à la campagne. M. Sophon ne trouvait de vrai
bonheur qu'au milieu de ses jardins
où l'air était incontestablement plus
pur et plus tonique que dans les rues
de Paris. Puis c'était pour lui une
grande jouissance d'assister au développement de la végétation. Comme
la grossesse de ma femme commençait
à être apparente, nous nous rendîmes
à Tachainville à petites journées, dans
la crainte que les secousses de la voiture, quelque douce qu'elle fût, ne
déterminassent des accidents.

— On ne peut entourer de trop de
précautions, me disait M. Sophon, la

femme qui se trouve dans cet état.
Dépositaire du fruit de son union, la
femme ne s'appartient plus en quelque sorte et doit tout faire pour mener
à bien l'enfant qu'elle porte dans son
sein. Dès l'instant qu'elle a conçu,
elle doit renoncer à tout exercice, à
toutes secousses violentes, à toute
émotion vive, l'expérience ayant appris que le moindre ébranlement peut
amener de fausses couches. Elle ne
doit pas pour cela se priver de la promenade, ni suspendre les soins qu'elle
doit au ménage. Un doux exercice est
cent fois plus salutaire que l'inaction
à laquelle se condamnent les femmes
de la classe riche. Ce repos continuel
engourdit les forces musculaires, et
quand vient le moment du travail elles
n'ont plus cette énergie nécessaire
qui les aide si puissamment à se débarrasser du produit de la conception.
Vous voyez Marie, votre femme, se

conduire dans son état de grossesse
comme elle le faisait auparavant.
Seulement elle a renoncé à l'équitation
et à toute espèce de jeux ou d'exercices
qui l'obligent de courir ou de faire de
grands mouvements. Les Varennoi-
ses, quoique habituées aux rudes travaux de la campagne, prennent aussi,
dans cette position, de grandes précautions : elles vont encore à l'herbe,
mais vous ne les voyez plus revenir le
dos chargé d'énormes fagots. Les tristes exemples de femmes imprudentes
les ont effrayées, et depuis ce temps,
elles se conduisent avec plus de sagesse. Aussi voit-on dans Varennes
peu de couches laborieuses, peu de
ces accidents funestes qui, s'ils ne sont
pas suivis de la mort, estropient souvent les malheureuses qui en sont les
victimes. Dans les premiers mois de
la grossesse, la femme doit éviter de
se laver les pieds dans de l'eau trop

chaude, de monter sur des ânes ou
dans des carrioles ; elle doit descendre
prudemment, lentement, les escaliers
pour ne pas ébranler le fardeau qu'elle
porte ; elle peut continuer ses soins
de propreté, mais avec une eau à
peine attiédie. Quant à sa manière de
vivre, elle doit toujours être la même ;
qu'elle suive les exigences de son appétit, mais qu'elle ne s'efforce point
de manger davantage, par cela seul
qu'elle est enceinte. Qu'elle s'attache
à faire de bonnes digestions : un chyle
doux, tonique aura une influence immense sur la bonne constitution de
son enfant. Ah! mon ami, doit-on
être étonné de voir tant d'enfants qui
naissent scrofuleux, rachitiques ou
dans un état de langueur dont on a
tant de peine à les tirer, quand on voit
les pères et les mères affaiblis et pré-
maturément vieillis par suite de leurs
excès, de leur insalubre manière de

vivre. Vous, mère, qui êtes si heureuse de sentir les tressaillements du nouvel être qui se forme en vous, et pour qui vous avez en réserve tant de caresses et tant de dévouement, vivez donc de ce régime doux et naturel dont je vous ai tant de fois parlé, et votre enfant, alimenté par un sang riche et doué d'excellentes qualités, naîtra, à votre grande satisfaction, avec tous les avantages d'une belle constitution. Si au contraire vous êtes continuellement en proie à ces souffrances chroniques, qui sont la conséquence inévitable de votre mauvaise manière de vivre, attendez-vous à mettre au monde un enfant qui ne vivra que pour souffrir. Qu'il serait facile de régénérer en quelque sorte notre société, si chacun était plus esclave du choix de ses aliments !

—Comment se fait-il que des mères, fortes et vigoureuses en apparence, produisent des enfants si maigres et si délicats ?

— Il faut, mon ami, en chercher la cause dans l'intérieur du ménage. Si vous saviez que de peines et de cha-grins naissent d'une union qui n'est consolidée par aucun sentiment affec-tueux ; si vous saviez que de larmes brûlantes répand la malheureuse femme qui se trouve enchaînée à un homme qu'elle a mal compris, vous vous expliqueriez ces avortements, ces monstruosités, ces chétives créatures qui ne font qu'apparaître pour se plain dre et mourir. La souffrance morale a sur l'enfant dans le sein de sa mère, une influence plus fâcheuse que la souffrance physique. Si certains hom-mes étaient bien persuadés de ce que j'avance, leurs femmes, n'ayant jamais à supporter leur humeur tracassière et même tyrannique, leur donneraient une progéniture vigoureuse qui serait le prix de leur amabilité et de leur condescendance. L'enfant qui a été conçu et nourri au milieu des peines et des larmes, en ressent toujours les funestes effets. »

CHAPITRE XXII.

Je revis le château de Tachainville, où j'avais recouvré presque miraculeusement ma santé, avec une extrême satisfaction. J'aspirai avec plaisir l'air déjà parfumé par les bourgeons résineux des peupliers qui encadraient si majestueusement toutes les prairies environnantes.

— Il ne serait donc pas possible, dis-je à M. Sophon, de faire régner dans une grande ville cet air pur de la campagne ?

— Si un gouvernement se préoccu-
pait de ce soin, me répondit-il, il
serait certainement facile d'assainir
parfaitement une cité quelqu'immense qu'elle fût ; mais il faudrait
pour cela qu'il intervînt et présidât à
la construction de chaque maison, pour
qu'aucune des dispositions reconnues
hygiéniques ne fût négligée ; qu'il veil-
lât à ce que les rues fussent suffisamment élargies pour permettre à l'air
et au soleil d'y pénétrer amplement.
Promenez-vous dans certains quartiers
de Paris, et vous verrez si l'on peut
respirer un air pur dans ces rues étroites, bordées de maisons sombres et
malpropres, dont le sol est toujours humide et fangeux. Si, à ces causes d'insalubrité, vous ajoutez ces profondes
latrines où les excréments sont en décomposition depuis longtemps, vous
serez étonné de ne pas trouver Paris
encore plus malsain qu'il ne l'est réel-

13.

lement. Partout on s'occupe, avec lenteur il est vrai, de l'élargissement des
rues et de leur propreté, partout on
cherche à faciliter l'écoulement des
eaux pluviales et ménagères ; mais une
chose à laquelle on devrait songer,
comme étant d'une utilité incontestable, c'est à la suppression de ces innom-
brables latrines dont je vous parlais
tout à l'heure. Sachez, mon ami, que
les trois quarts des maisons de Paris
sont assises sur des foyers immenses de
matières fécales en décomposition; que
d'étage en étage se trouve une bouche
par où des masses de gaz méphitiques
se dégagent à chaque instant du jour
et de la nuit ; que vous mangez, que
vous dormez au milieu de cet air sali
par ces désagréables émanations. Qui
oserait se désaltérer avec l'eau sortie
d'un puits creusé au milieu de ce
terrain fangeux ?

— Par quel moyen les remplacer ?

« — Tenez, quand vous aurez vu comment je m'y suis pris pour établir ici des communs, vous comprendrez facile ment mon projet. »

Dans l'épaisseur d'une des murailles de sa maison, M. Sophon avait fait pratiquer un petit caveau dont la porte s'ouvrait en dehors. Dans ce caveau se trouvait un tonneau de grandeur ordinaire et cerclé de fer auquel venait aboutir un gros tuyau en terre cuite qui servait de conduit aux matières.

— Quand ce tonneau, me dit M. Sophon, est plein, ce que l'on reconnaît facilement par la percussion, on le retire, on abaisse le couvercle qui ferme hermétiquement et on le transporte comme une tonne de vin à l'endroit où l'on veut qu'il soit vidé. De cette manière, les matières n'ont pas le temps de se décomposer, et leur vidange n'offre aucun danger pour les malheureux qui s'occupent de ce soin.

Dans mon hôtel à Paris, et dans celui
de plusieurs de mes amis, les communs sont ainsi disposés, et ils se féli-
citent tous de cette heureuse innovation. Si toutes ces fosses profondes,
dont la vidange est si dangereuse et
si puante, étaient comblées et rem-
placées par un tonneau disposé comme
celui que vous avez vu, quels foyers
d'infection seraient détruits ! Ce qui
contribue encore à assainir une grande
ville, ce sont ces bouquets d'arbres
jetés çà et là, et qui forment comme
autant d'oasis où l'on aime à se reposer. »

CHAPITRE XXIII.

En compagnie d'une femme aimable pour laquelle je ressentais le plus vif amour, je passai à Tachainville des jours délicieux d'indépendance et de bonheur. Je revis ce digne M. de Roquefeuille, dont les conversations pleines de sagesse me plaisaient beaucoup. Une grande partie de la belle saison s'était écoulée, lorsque Marie ressentit quelques petits signes précurseurs d'un accouchement prochain. La grossesse, temps de douleur pour beaucoup de femmes, n'avait été pour ma chère Marie la cause d'aucune souffrance. Nous ne redoutions nullement l'heure de l'enfantement, bien persuadés qu'une constitution aussi forte et aussi heureusement développée que l'était la sienne subirait cette épreuve sans accident. Mais craignant que l'allaitement et les soins qu'exige un enfant ne fatiguassent ma femme, je voulais qu'elle se précautionnât d'une nourrice varennoise.

— Puisque les femmes de ce pays, lui disais-je, élèvent leurs enfants comme le demande ton respectable père, pourquoi ne pas leur confier l'enfant que nous devons avoir? Placé près de nous, nous irons le voir chaque jour; n'ayant point à t'occuper des soins minutieux qu'il réclame, ta santé n'en souffrira pas.

— Oh! mon ami, que me proposes-tu? Me séparer de mon enfant et charger une femme étrangère de l'élever! Tu supposes donc que je n'aurai nullement cet amour qui donne à une mère ce dévouement qui la rend sublime? Confier à d'autres ce présent que Dieu m'envoie, ce serait une

lâcheté; ce serait l'exposer à une
foule de dangers; car qui peut me
garantir la probité d'une nourrice?
Qui soutiendra, qui encouragera cette
femme dans les soins que demandera
mon enfant? Est-ce avec de l'argent
qu'on développe chez les autres ce
sentiment si noble de la maternité?
cette source inépuisable de dévouement et d'amour? Est-ce avec de l'argent que je ferais taire plus tard les
remords qui poursuivent toute mère
qui, par sa négligence, a compromis
la santé et la vie d'un être qui doit
lui être si cher, en le confiant à des
soins mal entendus? J'élèverai mon
enfant, je le nourrirai de mon lait,
parce que je sais qu'il est pur, qu'il a
toutes les qualités voulues pour lui
être profitable. Il sera près de moi,
et je serai tout entière attentive à
comprendre ses petits besoins. Mon
bonheur sera d'être auprès de lui, de

le contempler, d'éloigner de son berceau, si je le puis, par mon active
prévoyance, les fâcheuses maladies qui
voudraient me le ravir. Pour t'ôter
toute idée de ne jamais mettre d'enfant en nourrice, nous irons nous
promener à Varthy, où, pour beaucoup
de femmes, l'état de nourrices est une
spéculation ; et quand tu auras vu au
milieu de quelles misères sont élevés
ces pauvres petits êtres abandonnés de
leurs mères, tu sentiras ton cœur se
serrer ; et si tu aimes ton enfant, tu
ne me demanderas plus qu'il soit con-
fié à d'autres qu'à moi. »

Voyant la résolution de Marie arrêtée, je n'opposai plus de résistance
à sa décision. Dans la nuit du 12 juillet, après deux heures de douleurs,
elle mit au monde une charmante
petite fille à qui nous donnâmes le
nom de sa mère. Ce fut mon respectable grand-père qui la reçut dans ses

mains, à la grande joie de toute la famille. Je ne chercherai point à dé-
crire tout le bonheur que je ressentis
en voyant ma femme si heureusement
délivrée de son fardeau, en contemplant ce petit être sur lequel toute
notre affection et tous nos soins allaient désormais se concentrer et qui
devait resserrer plus étroitement encore le lien qui nous unissait! Que
les larmes qui coulent dans de tels
moments ont de douceur et de suavité! Ne sachant sur qui reporter la
cause de la joie qui m'inondait, des
bras de ma femme je passais dans
ceux des personnes qui se trouvaient
là. Entourée de soins purement hygiéniques, notre jeune mère fut en état
de pouvoir se lever au bout de huit
jours.

— Voyez l'immense avantage, me
dit M. Sophon, de posséder une bonne
constitution, toutes les fonctions de la

nature, même les plus difficiles, s'exécutent parfaitement. Bien que ce soit son premier enfant, dont l'expulsion est toujours plus lente et plus douloureuse, à peine votre femme a-t-elle souffert quelques heures ; et comme l'enfant qu'elle vous a donnée, formée par un sang riche paraît elle-même vigoureusement constituée ! Oh! mon ami, réjouissez-vous, car tout a réussi selon nos désirs, et, sous l'influence du régime dont je ne cesserai jamais de vous vanter les immenses avantages, cette enfant ne fera que croître en forces et en santé. »

Madame de Fosseuil, ma belle-mère, qui tenait notre petit ange sur ses genoux, procéda à sa première toilette. Elle lava son petit corps avec une éponge imbibée d'eau tiède pour le débarrasser de toutes les mucosités qui le salissaient. Quand notre petite fille fut bien épongée et essuyée, on

l'habilla d'une chemise et d'une ca-
misole fendues par derrière et qu'on
réunissait à l'aide de petits rubans ; sa
tête fut couverte d'un bonnet léger.
Quand elle eut été ainsi parée, on lui
fit boire quelques cuillerées d'eau
miellée, pour faciliter la sortie du mé-
conium, ensuite on la posa dans son
berceau.

— Je croyais, dis-je à M. Sophon,
que la toilette d'un enfant demandait
plus de temps et se composait d'un
plus grand nombre de vêtements. »

— Je ne m'explique pas, me dit-il,
que, dans un siècle de civilisation aussi
avancé que le nôtre, il y ait encore
des mères assez insensées pour em-
mailloter leurs enfants. Je ne m'explique pas comment leur amour ma-
ternel ne leur fait pas comprendre
que ce moyen de les arranger est un
moyen cruel et qui peut avoir sur
leur constitution future la plus fâ-

cheuse influence. A peine ce pauvre
petit être est-il entré au monde, qu'il
semble qu'on prenne plaisir à le tourmenter. On gêne le mouvement de ses
petits bras par des vêtements étroits ;
ses petites jambes, qui ne demandent
qu'à se mouvoir, sont serrées l'une
contre l'autre par un triple lange. On
est tellement jaloux de sa liberté
qu'on va jusqu'à attacher ses petites
mains à sa poitrine. Comment le simple bon sens n'éclaire-t-il pas les
mères qui hésitent encore à rompre
avec d'aussi absurdes habitudes ? Ne
serait-il pas plus rationnel de poser
tout simplement sur une paillasse
l'enfant dégagé de tous liens ? A mesure que ses forces s'accroîtraient, il
pourrait lui-même les essayer, et
croyez-vous que cette liberté à laquelle vous l'abandonneriez ne serait
pas profitable à sa constitution ? Voyez
avec quelle joie, quel bonheur, un

petit enfant remue ses membres ;
quand pour le changer, on le débar-
rasse de ses langes ! Comme il s'agite ;
comme le sentiment de bien-être qu'il
éprouve épanouit sa petite figure ; et
vous-même, ô mère ! n'êtes-vous pas
heureuse de voir votre enfant qui
semble par son sourire vous remercier du moment de jouissance que
vous lui accordez ? »

L'abolition du maillot avait été une
des réformes que M. Sophon avait eu
le plus de peine à établir à Varennes.
Ces pauvres gens, qui n'avaient jamais
vu faire autrement, s'imaginaient
qu'ils étaient dans la bonne voie. Ce
ne fut donc pas sans difficulté qu'il
opposa cette heureuse innovation aux
nombreux préjugés dont ils étaient
imbus à ce sujet.

Ma femme étant complètement rétablie me rappela la promesse qu'elle
m'avait faite de me mener à Varthy.

J'en revins le cœur navré de tout ce
que j'avais vu. Nous trouvâmes des
enfants dans la malpropreté la plus
grande ; ils étaient étendus sur des
paillasses humides et enveloppés dans
des langes mal lavés et incomplètement séchés. Ceux qu'on démail-
lota devant nous, avaient les membres
grêles et ridés ; leurs petites cuisses
étaient rouges, érisypélateuses, et au
lieu de les laver avec une éponge ou
un linge imbibé d'eau pour enlever
ce qui les salissait, la nourrice se contentait de les essuyer grossièrement
avec un épais lange. Ces pauvres
petits êtres criaient de toutes leurs
forces et la nourrice attribuant leurs
cris à la malice, les réprimandait ou
les pansait avec plus de rudesse.
Toutes ces marâtres étaient elles-
mêmes pour la plupart malpropres et
vieilles ; leurs mamelles affaissées ne
donnaient qu'un lait peu abondant et

surtout peu nourrissant. Aussi tous ces petits êtres portaient-ils sur leur figure toutes les marques d'une alimentation insuffisante ou malsaine. Pourtant, en nous promenant dans les rues de Varthy, j'en remarquai quelques-uns dont la figure grosse et joufflue semblait indiquer une bonne santé.

— Malgré ce manque de soins, dis-je à ma femme, voilà cependant des enfants qui sont forts et vigoureux. »

— Oui, me dit-elle, une fois qu'ils marchent seuls, débarrassés du maillot et abandonnés à eux-mêmes, jouant du matin au soir en plein air, et soumis enfin à un régime plus naturel, une réaction survient quelquefois, et leur santé s'améliore ; mais lorsqu'ils ont été mal commencés, la nature semble avoir de la peine à reprendre le dessus. Ainsi, voilà ce gros joufflu, qui nous regarde avec deux yeux

étonnés, examinons-le, et je suis sûre
que vous trouverez quelque chose
que vous seriez fâché de voir à votre
enfant. »

En effet sa tête mal peignée était
couverte de maux en suppuration,
son ventre était gros, et ses jambes
grêles et un peu déviées.

— Ces enfants, mon ami, si chargés
d'embonpoint ont toujours quelque
indisposition : le moindre froid les
enrhume, la moindre course les fatigue ; vous ne trouvez plus chez
eux la vigoureuse santé des enfants
de Varennes. »

J'avouai alors à Marie que je n'a-
vais pas réfléchi aux terribles conséquences auxquelles on expose un
enfant quand on le confie à des soins
étrangers. Je m'expliquai comment
une véritable mère refuse de se séparer de ce bien si précieux, qu'aucune
puissance humaine ne saurait lui ren-

dre quand il vient à lui échapper.

— Je suis bien guéri, dis-je à M. Sophon à mon retour de Varthy, de l'envie de mettre mon enfant en nourrice ; l'état de misère dans lequel j'ai vu tous ces petits malheureux, m'en a fait voir tout le danger. Mais une mère qui ne pourrait pas, ou qui ne voudrait pas élever son enfant, par ménagement pour sa santé, ne pourrait-elle pas faire choix d'une bonne nourrice et l'avoir auprès d'elle ?

— Ce moyen, me répondit-il, offrirait peut-être plus de sécurité, mais que de choses à dire ! Cette femme que vous aurez choisie parmi cent et qui aura l'approbation de votre docteur, vous offrira-t-elle toutes les garanties désirables ? Se soumettra-t-elle au régime doux et sobre qui convient à une nourrice ? Sera-t-elle active ou nonchalante ? Sera-t-elle d'une humeur douce ou acariâtre ? Aura-t-elle toute la pa-

14

tience qu'exige un petit enfant ? Enfin,
mon ami, aura-t-elle cette retenue,
cette moralité dont vous sentez toute
l'importance ? Si votre femme ne voulait pas nourrir son enfant de son
propre lait, je lui conseillerais d'avoir
une chèvre qui, lâchée du matin au
soir dans le parc, brouterait les herbes
qui lui conviendraient. Cette bête,
abandonnée à elle-même, presque à
l'état sauvage, au milieu d'une excellente pâture, fournirait un lait exquis
et abondant. Voilà, suivant moi, le
meilleur moyen qui puisse remplacer
une mère qui ne veut pas allaiter son
enfant. La chèvre est un animal d'une
santé ordinairement robuste et de peu
de dépense, et son lait, quand elle est
bien nourrie, donne toute la sécurité
possible, et vaut bien celui d'une
femme dont le sang est appauvri par
les contrariétés, les peines, les privations ou par les excès. Quand elle ne

pourrait pas faire ce que je vous dis, elle ne serait pas pour cela dispensée d'avoir son enfant près d'elle et de l'élever à l'aide d'un allaitement artificiel ; c'est le système que devraient adopter toutes ces femmes chétives, maigrelettes et d'un tempérament trop nerveux : leur lait n'est pas sain et ne peut servir à donner une bonne constitution à l'enfant qui s'en nourrit. Lorsqu'une mère ne peut pas allaiter son enfant, ce n'est pas une raison, je le répète, pour qu'elle l'abandonne aux soins d'une autre. Par l'allaitement artificiel, elle arrivera à un résultat tout aussi heureux que s'il prenait son sein. Elle devra rechercher le lait d'une vache qui se porte bien, qui mange de bonnes herbes, qui se promène souvent et qui couche dans une étable suffisamment aérée.

J'insiste sur ce point, car le produit d'une vache mal logée et mal nourrie

est séreux, acide, et l'enfant soumis à
ce mauvais régime ne tarderait pas à
dépérir ou à être sujet à une foule
d'indispositions. Pour faire prendre au
nouveau-né la boisson que vous lui
lui destinez, l'industrie a façonné des
biberons très-ingénieux et qui suppléent parfaitement au sein de la
mère. »

A quelques jours de là j'accompagnai M. Sophon dans une de ses courses à Varennes.

— Vous avez été voir de près la
manière dont les femmes de Warthy
élèvent leurs enfants et vous êtes sorti
de ce pays avec des idées tout autres
que celles que vous aviez en y entrant.
Je veux que vous voyez aussi de près
la manière dont les femmes de Varennes élèvent ceux qui leur sont con-
fiés. » Chez les Varennois, je ne trouvai plus cet emmaillottement cruel ;
les petits enfants dans leurs berceaux

bien découverts, étaient couchés les membres à l'aise sur des paillasses sèches et sur du linge mieux lavé. La propreté, si recommandée par M. Sophon comme moyen hygiénique, et par M. de Roquefeuille comme une vertu, était remarquable chez tous les habitants de ce pays. Leurs logements, comme je l'ai déjà dit, mieux assainis, avaient eu aussi une heureuse influence sur leurs nourrissons. Leur peau n'avait point de boursoufflement, de teinte maladive, mais elle était fraîche et rosée. Pouvait-il en être autrement? respirant toujours un air pur et sec, soumis dès leur arrivée au monde à cette propreté bien comprise, à ce régime simple et naturel qui donne la vigueur et la santé? Dès l'instant qu'une femme ne pouvait pas, par une raison quelconque, nourrir son enfant de son propre lait, elle l'élevait avec celui de sa vache, et pour

ne point être obligée de faire chauffer
à chaque instant cette boisson, elle
l'habituait à le boire froid. Quelques
femmes âgées allaient aussi à Paris
chercher des nourrissons, dont quelques-uns n'avaient volontiers qu'un
peu de vie, et par l'habileté des soins
qu'elles donnaient à ces petits êtres,
ils ne tardaient pas à renaître et à reprendre de la force. Les nourrices qui
n'avaient pas de vaches avaient des
chèvres dont le produit servait à
élever ces petits malheureux.

— Eh bien ! mon ami, me dit
M. Sophon, vous voyez qu'avec des
procédés un peu différents de ceux
qu'emploient les gens de Varthy, ceux
de Varennes obtiennent un résultat
des plus satisfaisants. Si l'on veillait
avec plus de soin, plus d'intérêt à
l'alimentation des enfants, tous ces
petits êtres misérablement constitués,
et dont la vie ne tient qu'à un fil, ne

tarderaient pas à prendre une meilleure constitution. Si une mère veut avoir des enfants bien portants, c'est surtout dans le premier âge qu'il faut qu'elle en ait le plus grand soin. Elle doit veiller à ce que les membres de son nouveau-né soient constamment à l'aise, à ce qu'il soit lavé avec une éponge imbibée d'eau tiède en hiver et fraîche en été, toutes les fois qu'il se sera sali ; à ce qu'il ne soit point tenu trop chaudement, et à ce que son berceau ne soit point embarrassé de rideaux. Quel bonheur pour vous, mère, d'avoir un enfant frais et robuste ! et quelle reconnaissance ne vous devra-t-il pas quand il saura que c'est à vos tendres soins qu'il doit la santé dont il jouira ! »

La nourriture de notre petite Marie variait suivant l'accroissement de ses forces ; à l'excellent lait de sa mère, on ajouta vers l'âge de dix à douze

mois quelques potages légers qu'on
changeait selon ses goûts. Chaque jour,
enveloppée d'une simple tunique, on
la promenait dehors, ou bien on étendait sur le parquet ou sur l'herbe une
couverture épaisse, et sur ce tapis on
la laissait se mouvoir tout à son aise.
Quand elle commença à pouvoir se
dresser sur ses petites jambes, on re-
commanda à ma femme de ne point
se servir de brassières pour l'aider à
marcher, mais de se contenter de la
soutenir légèrement avec les mains.
Mon épouse était secondée dans les
soins qu'exigeait notre enfant, par
une femme d'un certain âge, sur la
prudence et l'activité de laquelle on
pouvait compter. Nous passâmes l'hiver à Tachainville, dans l'intérêt de
notre petite fille qui pouvait ne pas
trouver au milieu de Paris ce bon air
qu'elle avait en abondance à la campagne. Quand il faisait un froid vif et

sec, couverte d'une pelisse, nous n'he-
sitions point à la sortir et à l'exposer
quelque temps à l'action tonique du
vent du nord. Gouvernée d'après les
paternels avis de M. Sophon, notre
petite fille traversa sans de grands
accidents toutes les crises de la denti-
tion ; soumise peu à peu au régime
de la famille, elle grandissait et prenait chaque jour de nouvelles forces.

Bonne et excellente amie, si jamais
vous devenez mère un jour, ne nour-
rissez point votre enfant de votre lait,
mais de celui d'une bonne vache. Vous
n'avez point cette belle santé, cette
riche constitution que je voudrais voir
dans toutes les nourrices. Votre lait
pourra ne pas être mauvais, mais il
n'aura pas, j'en suis sûr, toutes les
qualités nutritives et réparatrices qu'il
devrait avoir, et votre enfant, sans en
souffrir précisément, n'aura pas la force
qu'il aurait acquise avec un lait pro-

venant d'une meilleure source. Tout
en rejetant le maillot comme une
chose absurde, il faudra encore veiller à la préparation des aliments que
vous destinerez à votre enfant. Jusqu'à
l'âge de deux ans, vous ferez en sorte
qu'il ne connaisse d'autre nourriture
que le lait et les soupes dont vous
varierez la composition suivant son
goût. Vous pourrez lui permettre de
temps en temps quelques pâtisseries
légères et non sucrées, mais avant de
les lui confier, vous examinerez si le
beurre qui entre dans leur composition n'a pas un goût de ranci. Quand
il vous demandera à boire, ne lui don-
nez que de l'eau et toujours de l'eau.
Défendez aussi qu'il mange toute espèce de sucreries; ces substances fati-
guent l'estomac et corrodent les dents.
A mesure que ses forces s'accroîtront,
que vous pourrez l'admettre à votre
table, vous éviterez qu'il fasse des

mélanges, et vous ferez en sorte que sa nourriture soit douce. Enfin vous l'habituerez à supporter indifférem- ment le chaud et le froid. Avec un tel régime, vous verrez votre enfant se développer admirablement ; il n'aura pas cet embonpoint qui n'est pas toujours le signe de la vigueur et de la santé , mais il aura cette constitu- tion riche, cette peau ferme et rosée, et quelque chose d'intelligent dans l'expression de son regard. Vous serez toute heureuse, toute fière de montrer au public cette belle santé, ce chef- d'œuvre de vos soins et de votre intel- ligence.

CHAPITRE XXIV.

Par la complaisance de M. Sophon, je me trouvai donc initié aux plus importants conseils que l'hygiène pouvait donner ; mais comme malgré toutes les précautions, une foule de circonstances que l'on ne peut prévoir et dont on n'est pas maître, peuvent venir déranger la santé, je voulais aussi connaître ce qu'il pensait sur la médecine et si véritablement, dans une indisposition grave, on peut compter sur les secours qu'elle offre. Un jour donc qu'il me vantait les avantages de l'hygiène, je lui dis : « Vous n'avez donc pas une grande confiance dans la médecine, que vous prenez tant de soins d'éviter tout ce qui peut développer en vous une maladie? Je sais qu'il est quelques affections contre lesquelles elle est impuissante, mais il en est aussi un grand nombre contre lesquelles elle peut beaucoup.

— Mon ami, je suis plein d'admiration pour la médecine qui malgré son imperfection est peut-être un des plus beaux résultats de l'intelligence humaine ; mais, je vous l'ai déjà dit, ne pouvant pas toujours se rendre maîtresse d'une maladie, on me pardonnera le soin que je prends d'éviter toutes les causes qui sont reconnues perturbatrices de la santé. Mais comme ces causes agissant incessamment contre nous, sont en grand nombre et que nous sommes au milieu d'éléments qui tendent à notre destruction, nous ne pouvons donc pas toujours nous soustraire à leur influence. C'est alors, mon ami, que la médecine intervient ; c'est alors que douce, prévenante, consolante, habile, prudente et réfléchie, cette science vient en

aide à la nature et vous tire quelquefois d'un mauvais pas. Pour obtenir
ce résultat, est-il un grand nombre
de procédés? Oui, malheureusement,
et vous en avez vous-même la preuve.
L'un, attribuant vos souffrances à
une gastrite, répandait votre sang
malgré une excessive faiblesse ; un
autre, enthousiaste d'un système dif-
férent, ne voyait dans votre maladie qu'un amas d'humeur qu'il fallait évacuer. Enfin tous les médecins
que vous avez été voir, vous ont
donné, s'il m'en souvient, des avis différents. Si cette science généreuse
était toujours exercée par des hommes dignes et réfléchis, peut-être ga-
gnerait-elle davantage et serait-elle
reçue par la société plus favorable-
ment encore ; car il faut que vous
sachiez que la médecine est un art
que tous les hommes, quelqu'instruits
qu'ils puissent être, ne sont pas aptes

à exercer. On naît médecin, quoi qn'en disent bien des gens, comme on naît poète, mathématicien ou artiste ; on apporte en naissant, ou l'éducation développe en vous toutes les qualités nécessaires qui caractérisent l'homme de l'art. L'un, riche de son propre fonds, possédera ce tact, ce diagnostic presque infaillible qui aura pour conséquence un traitement rationnel et d'un effet avantageux ; l'autre, plus instruit peut-être, mais n'étant point guidé par ce flambeau intérieur, marchera d'erreur en erreur et le hasard sera pour beaucoup dans les résultats heureux qu'il pourra obtenir. Aujourd'hui, la médecine n'est plus pour beaucoup qu'une affaire de spéculation : un jeune homme cherchant une position sociale se fait médecin, sans s'être bien assuré s'il a toutes les qualités requises pour exercer cet art sublime ; s'il possède à un haut degré le sentiment de l'humanité qui donne à la médecine ce prestige, cette noble grandeur qui l'élève au-dessus d'une foule d'autres professions. On recule quelquefois devant le dégoût qu'inspirent les études anatomiques, mais rarement devant l'immense responsabilité à laquelle oblige l'art du médecin. Moi aussi, j'ai étudié, mais pour mon propre compte; j'ai voulu voir si véritablement l'homme pouvait compter sur cette science. Eh bien! des études réfléchies, faites en dehors de toute spéculation, m'ont démontré qu'elle est d'une utilité inappréciable pour la société; mais que cette science qu'on se plaît à obscurcir, à compliquer à l'infini est d'une excessive simplicité; que, dans la grande majorité des cas, la plupart de nos dérangements, quelque graves qu'ils soient, sont toujours dus à nos écarts et qu'il suffit pour en obtenir la cessa-

tion de ramener l'individu à l'obser-
vance des règles hygiéniques. Que de
maladies, telles que la migraine et
toutes les céphalalgies en général, la
goutte, les catarrhes, les gastrites et
toutes les inflammations chroniques
du tube intestinal, sont occasionnées
par nos mauvaises digestions! Pres-
crivez à ces malades un régime convenable et vous serez étonné du succès que vous obtiendrez. La phthysie,
cette effrayante maladie qui fait de si
grands ravages parmi la jeunesse, peut
encore être guérie par le régime ;
mais n'attendez pas qu'il y ait lésion,
car alors vous aurez beau faire, vous
n'arrêterez point sa marche rapide.
Toutes ces maladies de peau si nombreuses et si variées, toutes ces affections cancéreuses sont dues, je vous
l'atteste, aux mélanges irritants que
sous la forme d'aliments nous intro-
duisons chaque jour dans notre esto-

mac. Ce que j'avance paraîtra peut-
être absurde à quelques esprits ; mais
l'avenir, j'en suis sûr, reconnaîtra la
vérité de ce fait. »

Tels sont les conseils que je reçus
de **M.** Sophon, conseils que j'ai toujours gravés dans ma mémoire, que
je suis avec une religieuse exactitude,
et dont ma santé s'est toujours trou-
vée parfaitement jusqu'alors. Tout
mon désir en les publiant est qu'ils
puissent être agréables au public qui
en reconnaîtra l'incontestable utilité,
s'il les met à profit.

TABLE

FIN DE LA TABLE.

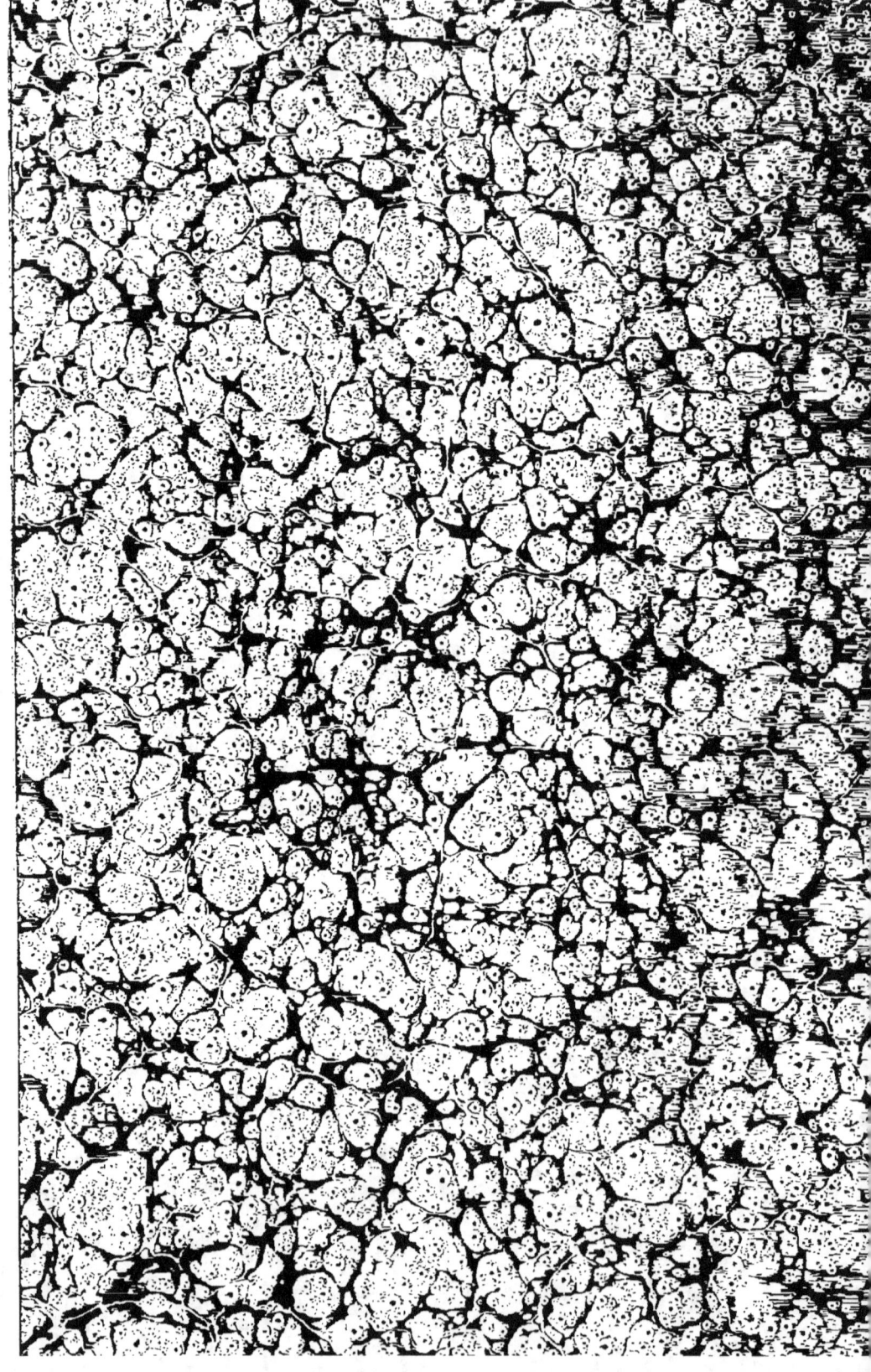

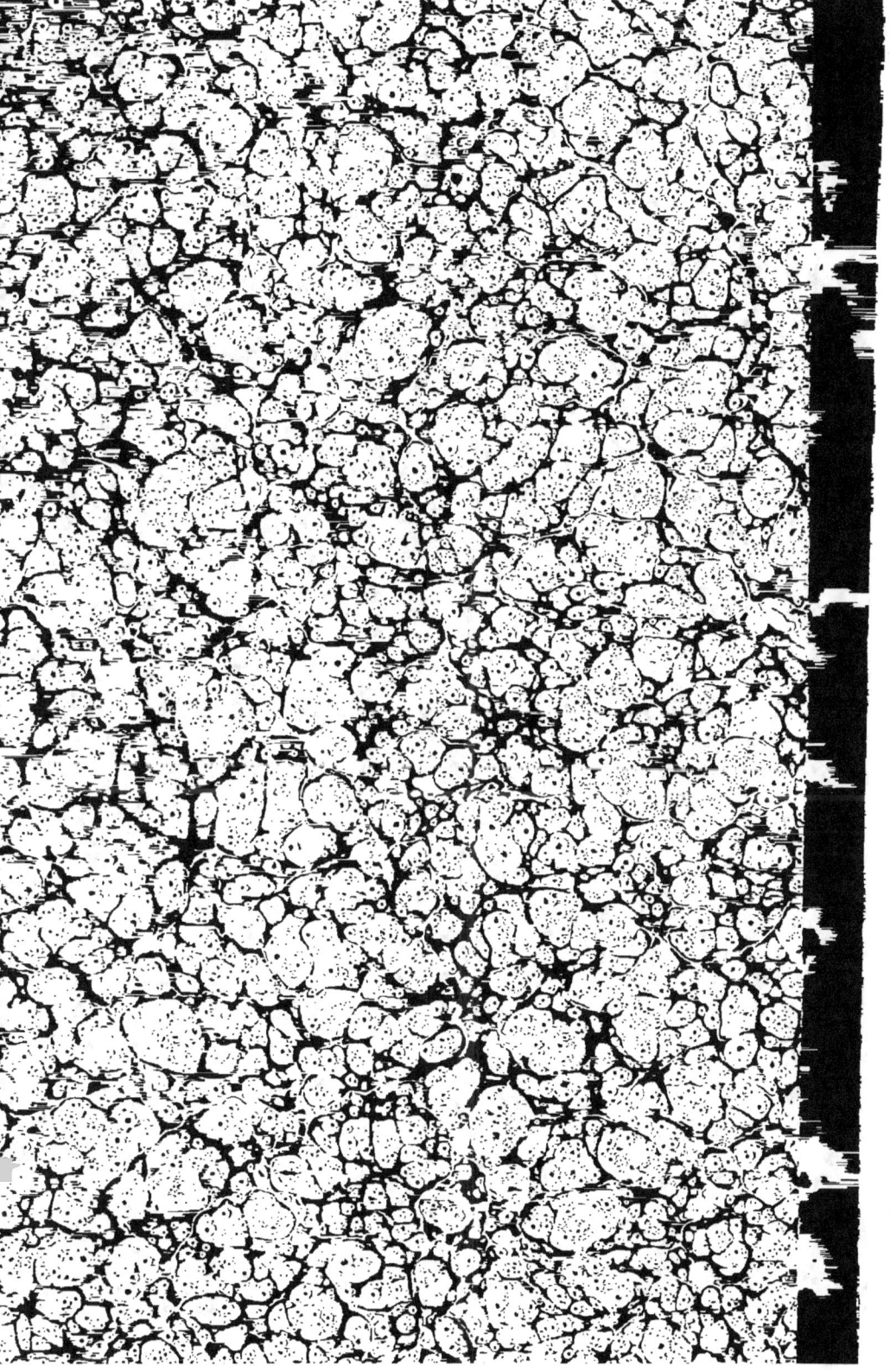